Kane   Mit Krankheit richtig umgehen

Jeff Kane

Mit Krankheit richtig umgehen

Sich wohlfühlen trotz chronischer Leiden

Aus dem Amerikanischen von Irmgard Müller-Willeke

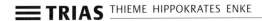

Umschlaggestaltung:
Dominique Loenicker, Stuttgart

Konzeption der Typographie:
B. und H. P. Willberg, Eppstein/Ts.

*Die Deutsche Bibliothek –
CIP-Einheitsaufnahme*
Kane, Jeff:
Mit Krankheit richtig umgehen :
Sich wohlfühlen trotz chronischer Leiden /
Jeff Kane. Übers. von Irmgard Müller-
Willeke. – Stuttgart : TRIAS Thieme
Hippokrates Enke, 1995
   Einheitssacht.: Be sick well ⟨dt.⟩

Titel der Originalausgabe:
Jeff Kane: Be sick well
© 1991 New Harbinger Publications, Inc.

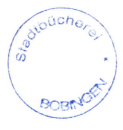

Gedruckt auf chlorfrei
gebleichtem Papier

© 1995 Georg Thieme Verlag,
Rüdigerstraße 14,
70469 Stuttgart
Printed in Germany
Satz und Druck:
Druckhaus Götz GmbH,
71636 Ludwigsburg
(CCS Textline, Linotronic 630)

ISBN 3-89373-294-2   1 2 3 4 5 6

Geschützte Warennamen (Warenzeichen) werden *nicht* besonders kenntlich gemacht. Aus dem Fehlen eines solchen Hinweises kann also nicht geschlossen werden, daß es sich um einen freien Warennamen handele. Das Werk, einschließlich aller seiner Teile, ist urheberrechtlich geschützt. Jede Verwertung außerhalb der engen Grenzen des Urheberrechtsgesetzes ist ohne Zustimmung des Verlages unzulässig und strafbar. Das gilt insbesondere für Vervielfältigungen, Übersetzungen, Mikroverfilmungen und die Einspeicherung und Verarbeitung in elektronischen Systemen.

Inhalt

Zu diesem Buch   9

Geleitwort   12

Der Zugang zur Krankheit   14
Wovon handelt dieses Buch?   14
Was bedeutet eine chronische Krankheit?   15
Die Bedeutung einer positiven Aussicht   16
Unwahrheiten über chronische Erkrankungen   18
Schweigen als unverzichtbare Fähigkeit   22

Krankheit und Leiden   26
Krankheit, Krankheitsbild und Leiden
an der Krankheit   26
Leiden als persönliche Erfahrung   27
Das Leiden als Geschichte   30
Das Krankheitstagebuch   32
Kurieren und Heilen   36

Leiden und innere Einstellung   45
Innere Einstellung   45
Schuldgefühle   53
Schuldzuweisung   55
»Vorwürfe« und »Verantwortung«   58
Kämpfen oder sich ergeben?   59
Durch Ihr Leiden lernen   61

Ihre Krankheit und andere Menschen — 65
Leiden verändert Gewohnheiten — 65
Ihr Leiden und Ihr Ehepartner — 68
Ihre Krankheit und Ihre Kinder — 71
Ihre Krankheit und Ihre Freunde — 75

Die Rolle des Arztes — 81
Die Wahl des Arztes — 81
Was Sie von Ihrem Arzt erwarten können — 84
Was Sie von sich selbst erwarten sollen — 85
Die Wahl des Behandelnden — 90
Richtlinien für eine Entscheidung — 93

Was Ihnen hilft — 104
Unterstützung — 104
Praktische Unterstützung — 104
Persönliche Unterstützung — 110
Die Selbsthilfegruppe — 114

Ihr Leiden und Ihre Verantwortung — 128
Verantwortung als Erwerb von Fähigkeiten — 128
Sicheres Auftreten — 128
Erkennen Sie, was wichtig ist — 131
Tiefe Entspannung — 134
Schmerzkontrolle — 140

Ihr Leiden im Übergang 147
Übergang 147
Fortschreitende Krankheit 147
Heilung 150
Das Sterben 152
Leben als Übergang 153
Lernen ohne Krankheit 155
Das seelische Ausmaß des Übergangs 159
Übergang in der Medizin 162

Sachverzeichnis 164

Zu diesem Buch

Fünfzehn Jahre liegt es nun zurück, daß ich leitender Arzt in einer großstädtischen Notfallabteilung war. An einem Frühlingsmorgen um sieben Uhr meldete ich mich zu einer Zwölf-Stunden-Schicht. Ich zog mir einen sauberen grünen Kittel an. Obwohl er weit genug war, scheuerte er. Auch sonst lief alles verkehrt. Die Zimmer und Flure der Station sahen fremd aus, als ob Farben und Gegenstände nicht mehr vorhanden wären. Die Apparate – die EKGs, Herzwiederbelebungsgeräte, die chirurgische Ausrüstung –, die am Tag vorher noch so bedrückend mächtig erschienen waren, wirkten jetzt kalt und leblos. Ich konnte einfach nicht bleiben! Ich bat einen Kollegen, für mich einzuspringen, fuhr in mein Haus in den Wäldern und starrte wochenlang vor mich hin.

Seit ich sechs Jahre alt war, wollte ich Arzt werden. Damals hatte ich erlebt, wie durch die bloße Berührung meines Kinderarztes mein entzündeter Hals sofort weniger weh tat. Das beeindruckte mich und kam mir wie äußerst nützliche Zauberei vor. Ich war entschlossen, sie zu erlernen. Als ich – in Naturwissenschaften erfolgreich geprüft – vom College abging, erinnerte mich eine deutliche, wenn auch leise Stimme immer noch daran, daß Heilen in die »Abteilung für Wunder« gehörte. Meine Naivität schrumpfte am ersten Tag meines Medizinstudiums, als ich feststellte, daß die Ausbildung ein langer, harter Weg war, gesäumt von Atomen und Molekülen, Biochemie und Physiologie, Zellen und Organen. An keiner Stelle fiel das Wort »heilen«, von einer Vorlesung darin ganz zu schweigen.

Ein Jahrzehnt lang unterdrückte ich meine Enttäuschung, praktizierte Medizin in einem weiten Rahmen, von der angenehmen Arbeit in den National Institutes of Health bis zum rauhen Klima von Kreiskrankenhäusern. Aber meine ursprüngliche Begeisterung lebte im Unterbewußtsein weiter und verursachte schließlich meinen plötzlichen Abgang aus der Notfallabteilung.

Später wurde mir klar, daß ich bestens über Krankheit Bescheid wußte, aber nicht die entfernteste Vorstellung von Gesundheit besaß. Hätten Sie mich gefragt, hätte ich Ihnen zahlreiche Stoffwechselvorgänge und Formeln aufsagen können, aber nicht, was eigentlich ein normales menschliches Leben ausmacht. Mit diesen gewaltigen Lücken in meinem Wissen wurde von mir erwartet, Menschen zu helfen – nicht Zellen und Organen, sondern Menschen. Ich hatte ein Priester, ein Schamane, ein Heiler werden wollen und entdeckt, daß ich ein Biochemie-Ingenieur war.

Ich fing dann wieder an, kranke Menschen aufzusuchen, aber auf eine andere Art und Weise. Ich bat sie, mir zu berichten, wie es war, krank zu sein. Diese Menschen wurden die Lehrmeister meiner Ausbildung nach dem Studium. Einige gaben ihre Erfahrungen so ausführlich und in Einzelheiten wieder, daß ich nachfühlen konnte, was sie empfanden. Je mehr ich zuhörte, um so mehr erfuhr ich. Je mehr ich erfuhr, um so mehr machten ihre Geschichten Sinn.

Meine Konzentration auf die Bedeutung der Krankheit brachte mich der wichtigsten und völlig vernachlässigten Kernfrage der Medizin, der Beziehung zwischen Körper und Geist, ganz nahe. Im Medizinstudium bleibt dieses Thema unbeachtet, es herrscht die stillschweigende Annahme, daß der Geist eine Einbildung sei, die durch biochemische Vorgänge im Gehirn verursacht werde.

Aber ich konnte die Körper-Geist-Beziehung nicht mehr länger wie gewohnt ausklammern. Ich fand ein geeignetes Mittel, sie zu erforschen, das ehrwürdige indische Wissen über die Körper-Geist-Zusammenhänge: das *Hatha-Yoga*.

Yoga ist viel mehr als schlangenähnliche Verrenkungen. Es bietet ein heilendes Werkzeug, das im täglichen amerikanischen Leben sehr nützlich ist, wie z. B. tiefe Entspannung und Schmerzkontrolle. Auf einer tieferen, aber weniger greifbaren Ebene erfahren Yogaschüler innere Einsichten, durch die sie ihr Leben immer besser verstehen. Sie werden fähig – jenseits aller körperlichen Beweglichkeit –, das eigene Dasein auf eine neue Weise zu begreifen. Eine so entwickelte Persönlichkeit kann den Ernst einer chronischen Krankheit erkennen und gleichzeitig die Möglichkeit sehen, daran zu wachsen.

Ich bin meiner Vorstellung vom Arztsein, wie ich sie ursprünglich suchte, jetzt näher. Der Zauber, nach dem ich mich gesehnt hatte, steckt nicht in meinem kleinen Arztkoffer. Er ist in den Menschen. Mögen Sie, die Leser, Ihren Anteil daran finden.

Zu diesem Buch

Den Dank eines Autors an diejenigen, die ihm geholfen haben, lese ich fast nie, da ich die Leute doch nicht kenne.

Aber manchmal sind die Ursachen für die Dankbarkeit genauso wichtig wie die Namen derjenigen, die sie verdienen. Seelische Nahrung ist die Basis, auf der eine neue Idee – wie »Mit Krankheit richtig umgehen« – aufbaut. Sie hätte sich nicht entwickelt, wenn die Menschen, denen ich vertraute, mich nicht ermutigt hätten.

Für Jahrzehnte ungeforderter Unterstützung bin ich meinen Eltern, Herb und Rena Kane, zutiefst dankbar.

Mein ganz besonderer Dank gilt meiner Frau, Ronnie Paul, deren Liebe über Verständnis hinausgeht.

Ich danke denen, die den Weg geklärt und bereitet haben. Dazu gehören Elisabeth Kübler-Ross, Ivan Illich, James Creighton, Carl Simonton, Stephanie M. Simonton, Lawrence LeShan, Norman Cousins, Jerry Jampolsky, Larry Dossey, Bernie Siegel und die anderen unerschrockenen Denker, durch die ein neuer Zugang zum Heilen entsteht.

Ich danke meinen freundlichen, aber sehr kritischen Herausgebern, Barbara Quick und Patrick Fanning, die mich immer wieder von abenteuerlichen Gedankengängen zu gut verständlicher Übermittlung zurückführten.

Ein besonderer Dank gehört denjenigen, die mich zu diesem Buch anregten, indem sie nach seinen Ideen lebten – den Aufzeichnungen von Menschen, die mir großzügig die Geschichte ihrer Krankheit erzählten, wobei sie oft allerpersönlichste Dinge offenlegten, die sie nicht einmal ihren eigenen Ehepartnern mitgeteilt hatten. Ich habe Namen, Geschlecht, Alter zum Schutz der Persönlichkeit geändert und gelegentlich Fallgeschichten zusammengefaßt, um etwas Bestimmtes deutlich zu machen, aber sonst sind die Geschichten wahr.

Geleitwort

Mehr denn jemals zuvor lernen wir heute, welche Bedeutung unserem Bewußtsein für die Gesundheit zukommt. Wir wissen, daß unsere Einstellung, unsere Überzeugungen und unser Verhalten eine wichtige Rolle bei der Entwicklung vieler akuter und chronischer Krankheiten spielen. Da unsere Einstellung so wichtig ist, wird manchmal geschlossen, sie sei ausschließlich von Bedeutung. Manche behaupten sogar, wir schafften uns unser Dasein ganz und gar selber, und viele Menschen werden von dieser Art zu denken stark beeinflußt. Wenn sie krank werden, sehen sie in ihrer Krankheit möglicherweise den Beweis für ein gewisses sittliches und moralisches Versagen. Besonders quälend ist dieses Problem für diejenigen, die eine chronische Krankheit bekommen. Solche Gedanken übertreiben aber den Zusammenhang zwischen Bewußtsein und Gesundheit gewaltig. Sie haben zu großem seelischem Leid geführt und eine Welle von Schuldgefühlen ausgelöst, die im einzelnen dann auftreten, wenn die Dinge sich anders entwickeln als gewünscht. Dr. Kane greift diese Frage auf und zeigt, daß Krankheit und Schmerzen natürlicher Bestandteil des Lebens sind; daß sonderbarerweise das Leben durch sie leichter gemacht werden kann; daß wir unsere Fähigkeit, lebendig zu leben, verlieren, wenn wir Unangenehmes völlig davon ausschließen; und daß seelisch starke Naturen genauso krank werden wie seelisch schwache.

Dieses Buch enthält Anleitungen, »was man tun« und »wie man sein« kann. Es ist seit langem überfällig. Die meisten Ärzte beschäftigen sich nicht gern mit chronisch Kranken. Wir fühlen uns am besten, wenn wir wirkungsvolle, kurzfristige Eingriffe vornehmen. Aus diesem Grund wird dieses Buch für viele Menschen hilfreich sein, die sich möglicherweise von der Schulmedizin vernachlässigt fühlen. Es wird außerdem den Ärzten helfen sowie all denen, die ganz allgemein für Gesundheit verantwortlich sind.

»Richtig krank sein« ist ein wunderbares Beispiel klarer, genauer Anweisungen. Das beruht nicht auf Zufall, denn Dr. Kane kann seine Gedanken meisterhaft vermitteln. Er ist auf dem Gebiet der Arzt-Patient-Beziehung durch seine Arbeit weithin bekannt geworden.

Geleitwort

Susan Sontag nannte Krankheit einmal »die Nachtseite des Lebens«. Krankheit ist für jeden ein dunkler Augenblick, aber auch ein natürlicher Teil des Lebens, denn ohne die Dunkelheit der Nacht gäbe es keinen hellen Tag. Es ist unsere Aufgabe, sie zu verstehen, ihre Botschaften und ihren Sinn zu erfassen und zu lernen, wie Dr. Kane uns sagt, auch mit Krankheit ein lebenswertes Leben zu führen.

Larry Dossey, M. D.
Santa Fe, New Mexico

Der Zugang zur Krankheit

Wovon handelt dieses Buch?

Dieses Buch handelt sowohl von Ihnen als auch von Ihrer Krankheit.

Zweifellos hat Ihre Krankheit Sie sehr getroffen. Dieses Buch soll Ihnen helfen, ihr eher aufgeschlossen und einfallsreich als tatenlos gegenüberzutreten. Wenn Sie die Überlegungen ernsthaft beachten und die angegebenen Übungen machen, werden Sie lernen, auf eine normale Weise mit Ihrer chronischen Krankheit umzugehen, wodurch gleichzeitig auch Ihr Leben beeinflußt wird.

Beachten Sie dazu folgende Gedanken:

- Sie brauchen eine neue *Einstellung*, um sich heilungsbewußt verhalten zu können.
- Sie werden lernen, Ihre Krankheit bis zu einem gewissen Grad vertrauensvoll zu *kontrollieren*.
- Ihre Familie kann besser mit Ihrer Krankheit *umgehen*, was wiederum Ihnen hilft.
- Diejenigen, die Ihnen zur Seite stehen, können Ihre *Bedürfnisse* einfacher befriedigen.
- Sie erfahren intensive *Unterstützung* und *Liebe*.
- Sie erlangen die Fähigkeit, auf einfallsreiche Weise wichtige *Veränderungen* in Ihrem Leben vorzunehmen.

Was bedeutet eine chronische Krankheit?

Eine chronische Krankheit ist, wie der Name sagt, ein Leiden, das sich über lange Zeit erstreckt. Jahr für Jahr verändert es schleichend Ihre Art zu leben und zu denken und damit Ihre Persönlichkeit.

Es gibt einen Unterschied zwischen akuter Krankheit, die im allgemeinen weniger als einen Monat dauert (z. B. Erkältungen, kleinere Verletzungen, Infektionen, die auf Antibiotika ansprechen), und chronischer Krankheit. Manche akuten Erkrankungen können chronisch werden. Ein Herzanfall kann z. B. teilweise ausheilen, läßt aber möglicherweise eine Situation chronischer Herzkranzverengung (Angina pectoris) oder chronische Herzschwäche zurück.

Vor hundert Jahren waren die häufigsten ernsten Erkrankungen akuter Art, die meisten davon Infektionen. Personen, die Scharlach, Diphtherie oder Pocken bekamen, starben, vereinfacht gesagt, oder überlebten. Bei der heutigen besseren Ernährung und medizinischen Versorgung leben wir länger – lange genug, um die Art von Krankheiten zu bekommen, die durch den Alterungsprozeß der Zellen und verminderte Widerstandskräfte entstehen. Heute sind die häufigsten schweren Erkrankungen Krebs sowie Herz- und Kreislaufstörungen – beides Langzeiterkrankungen.

Wenn Sie lange genug leben, ist es wahrscheinlich, daß Sie eine Langzeiterkrankung bekommen, wie z. B. Krebs, Lungenkrankheiten, Gelenkentzündung (Arthritis), Schüttellähmung (Parkinsonsche Krankheit) usw. Das zu sagen, macht mir keine Freude. Ich möchte Sie nur daran erinnern, daß unser Körper – wie alles andere – unausweichlich vergeht und stirbt.

Die Bedeutung einer positiven Aussicht

Aus dieser Sicht ist eine Langzeiterkrankung nicht ausschließlich eine Katastrophe. Die Arbeit von Dr. Elisabeth Kübler-Ross mit Sterbenden beispielsweise zeigt, daß die deutliche Aussicht auf den Tod eine kraftvolle Lebensbejahung hervorrufen kann; oft gelingt es, die Qualität der verbleibenden Zeit zu verbessern.

Etwas Ähnliches kann man von der chronischen Krankheit sagen. Wenn Sie Ihre Krankheit ausschließlich als Katastrophe betrachten, werden Sie nur depressiv. Sehen Sie sie aber als wichtige Herausforderung, die eine einfallsreiche Antwort verlangt, können Sie danach handeln.

Jack ist dreißig Jahre alt und Kunsttischler. Er hat in einer lokalen Radiostation eine eigene Sendung, die sich der Information für Behinderte widmet. Durch einen Unfall bei einem Motorradrennen wurde er als Teenager querschnittsgelähmt. Er sagt: »Ich bin sicher, ohne diesen Unfall wäre ich heute noch ein Punker.«

Der Weg zu einer solchen Erkenntnis ist nicht einfach, denn Ihre chronische Krankheit durchdringt Ihr Leben so gründlich wie ein unwillkommener, mächtiger und bedrohlicher Gast. Vielleicht rät Ihnen Ihr Arzt, mit Ihrer Krankheit leben zu lernen, ohne zu wissen, wie gründlich Sie gerade das tun. Ob Sie wollen oder nicht, Sie haben sich Ihre Krankheit buchstäblich einverleibt; sie hat sich mit Ihrem Körper vereint. Da es nun einmal so ist, tun Sie gut daran, alle Auswirkungen, die Ihre Krankheit hat, genau zu prüfen.

Da sie Ihre Fähigkeiten einschränkt, verändert eine Dauererkrankung Ihr Selbstwertgefühl und damit Ihre *Persönlichkeit*. Und andauernde Schmerzen tun nicht nur weh, sie erschöpfen auch. Außerdem macht die Erschöpfung nicht bei Ihnen halt. Wenn Sie unfähig sind, Ihre Aufgaben zu erfüllen, müssen die Familienmitglieder für den Rest geradestehen. Unvorhergesehene, ermüdende Verantwortung kann ein kompliziertes Geflecht von Schuld, Ärger, Depression und Zorn hervorrufen, die zusammengenommen Ihre Krankheit verschlimmern können. Gleichgültig, ob die Veränderungen gut oder schlecht sind, sie verdienen Ihre Aufmerksamkeit.

Ich wünschte, man könnte den Anstoß zu einer positiven Haltung schon mit bekräftigenden Worten erreichen, aber so einfach ist es nicht. Einige Ihrer Freunde glauben, daß es sich bei einer positiven Aussicht um Wunschdenken handelt, daß sie die Sache Fachleuten überlassen und es vermeiden sollten, sich einzumischen. Ängstliche Gemüter fühlen sich durch jede Art von Veränderung bedroht, gleichgültig ob es dabei um Neuigkeiten über Ihre Krankheit oder um Neuigkeiten über Schritte geht, die Sie unternommen haben, um gesund zu werden. Vielleicht spotten sie offen über Ihre Suche nach Heilung und glauben, daß Ihre Krankheit Ihren Verstand getrübt habe. Günstigstenfalls sind sie höflich genug, das Thema zu vermeiden. Das ist für Sie ein Problem, denn obwohl Ihre Freunde und Verwandten Sie lieben und es gut meinen, wird deren negative Einstellung Ihren Fortschritten im Wege stehen.

Eine schöpferische Zukunftsplanung ist durchaus kein Wunschdenken, sondern vielmehr eine ehrliche Einschätzung der gesamten Situation. Dies schließt alles ein: die negativen Auswirkungen Ihrer Krankheit, die Hilfsmittel, die Ihnen von außen oder aus Ihnen selber heraus zur Verfügung stehen, sowie ganz allgemein die Möglichkeiten, die in jeder Krise stecken.

Ryan, ein dreiunddreißigjähriger Skilehrer, verlor dramatisch an Form. Eine medizinische Untersuchung ergab, daß er an Lateralsklerose litt, die von Muskelschwäche gekennzeichnet ist. Anfangs war er verzweifelt, sah aber nach und nach seine Krankheit als Chance, zu seinem früheren Interesse zurückzukehren: dem Schreiben. Er wurde damit erfolgreich, ist unabhängig und konzentriert sich auf Ereignisse aus dem Behindertensport.

Unwahrheiten über chronische Erkrankungen

Sie müssen sich also mit negativen und pessimistischen Vorstellungen über Ihre Krankheit auseinandersetzen. Das ist nicht einfach, da diese Vorstellungen oft von Leuten vertreten werden, denen Sie vertrauen; dazu gehören Familienmitglieder, Freunde und Ärzte. Ich will hier einige davon aufzählen, um Sie zu warnen. Da diese Vorstellungen mit den meinen nicht übereinstimmen, nenne ich sie »Unwahrheiten«.

Unwahrheit 1: »Sie sind ein Opfer von Krebs / Gelenkentzündung (Arthritis) / Schlaganfall.«

Da Sie ohnehin Schwierigkeiten mit sich selbst haben, lassen Sie es nicht zu, daß irgend jemand ein Bild absoluter Unfähigkeit von Ihnen zeichnet und Sie zum unschuldigen Opfer eines feindlichen Universums stempelt. Zugegeben, Sie sind krank, aber Sie bleiben ein einzigartiges menschliches Wesen mit der vollen Bandbreite von Stärken, Bedürfnissen und Würde. Sie nehmen in jedem Fall am Leben teil und stehen nicht tatenlos daneben.

Lisa, eine achtunddreißigjährige Frau mit ausgeprägtem primär chronischen Gelenkrheumatismus, war so durch Schmerzen behindert, daß sie von Hilfskräften ins Bett gebracht werden mußte. Sie klagte jedoch weniger über ihre Schmerzen als über ihre Hilflosigkeit und den Kontrollverlust. Besonders zu schaffen machte es ihr, der Gnade eines bestimmten Pflegers ausgeliefert zu sein, den sie als unnötig grob empfand. Sie litt so sehr darunter, daß sie wütend genug wurde, ihn zu entlassen. Am nächsten Tag sagte sie zu dem neuen Helfer, der vorsichtiger war: »Wissen Sie was? Heute tut es gar nicht so weh!«

Unwahrheit 2: »Sie werden für den Rest Ihres Lebens krank sein.«

Niemand weiß, ob diese Behauptung wahr ist. Buchstäblich für jedes Leiden gibt es Beispiele für ein Nachlassen der Krankheit. Auf einmal zieht sie sich zurück und verschwindet. Wenn dies auf eine medizinische Behandlung hin erfolgt, nennen wir Ärzte das eine »Heilung«. Geschieht es außerhalb medizinischer Behandlung, bezeichnen wir es als »spontanen Rückgang«, was nur ausdrückt, daß wir nicht die geringste Ahnung haben, wieso das geschah. (Menschen, die so etwas erfahren haben, verwenden übrigens im allgemeinen nicht den Begriff »spontan«. Sie führen den Vorgang auf sich selbst, ihre Familie, Gott, eine radikale Veränderung, Gebet usw. zurück, weil sie fühlen, daß eine Art entschiedener Eingriff den Rückgang verursacht hat.)

Das einzig Sichere, was man über Ihre Krankheit sagen kann, ist, daß Sie sie im Moment haben. Was die Zukunft betrifft, so ist die Entwicklung völlig offen. Es ist wichtig, sich das klarzumachen, denn alle Vorschläge, die ich in diesem Buch mache, beruhen darauf, Ihre Aufmerksamkeit auf die Gegenwart zu konzentrieren und sich nicht an irgendeine Zukunft zu klammern.

Unwahrheit 3: »Es gibt keine wirkungsvolle Behandlung für Ihre Krankheit.«

Die schlechte Nachricht lautet, daß die medizinische Wissenschaft ziemlich hilflos den meisten chronischen Krankheiten gegenübersteht. Obwohl unsere Behandlung die Beschwerden verringern oder das Fortschreiten der Krankheit verlangsamen kann, wird sie gewöhnlich dadurch nicht geheilt.

Die gute Nachricht besteht darin, daß die einzigen Einschränkungen, über die wir hier reden, im Medizinischen liegen. Solange Sie bei klarem Verstand sind, können Sie Ihre Haltung ändern, Ihre Beziehungen zu anderen umgestalten, Unterstützung gewinnen und Veränderungen schaffen, die Ihre Lebensqualität verbessern. Ist es nicht das, worum Sie sich auf lange Sicht ohnehin bemühen?

Millie, eine zweiundsechzigjährige Frau mit fortgeschrittenem Brustkrebs, erkannte, daß sie sich größeren Seelenfrieden verschaffen könnte, wenn sie »alte Sachen« aufarbeitete, wie sie es nannte. Vom Bett aus sprach sie offen und ausführlich mit ihrem Sohn und ihrem geschiedenen Mann und klärte Dinge, die sie seit langem belastet hatten. Danach sagte sie: »Jetzt kann ich in Frieden sterben!« und tat es.

Unwahrheit 4: »Sie haben noch eine Lebenserwartung von sechs bis zwölf Monaten.«

Lassen Sie uns einmal über Statistik reden. Alle medizinischen Voraussagen beruhen auf Statistiken, einer Zusammenfassung von Daten einer großen Anzahl von Patienten. Wir neigen dazu zu vergessen, daß Statistiken sich nur auf Gruppen beziehen, niemals auf Einzelpersonen. Wenn sie auf Einzelpersonen angewandt werden, stellen sie nur eine Tendenz dar, die durchaus falsch sein kann. Aufgrund gültiger Daten könnte man also folgende Vermutung anstellen: Da heute mehr Menschen leben, als jemals gestorben sind, leben Sie statistisch gesehen wahrscheinlich für immer!

Meine statistische Faustregel lautet: Drei von vier Statistiken sind unzuverlässig, und eine von vieren ist gefährlich.

Natürlich ist die Diagnose eine wichtige Sache. Das sind aber auch Alter, Geschlecht, Rasse und soziale Lebensumstände. Und wann berücksichtigen Statistiker jemals Ernährungsweise, menschliche Beziehungen, Unterstützung von außen, Streßbewältigung, geistige Übungen, Gymnastik und andere Einzelheiten der Lebensführung, die Einfluß haben können? Mit anderen Worten: Die einzig zuverlässige Statistik für Sie ist eine, die gleichzeitig jede Seite Ihres gesamten Lebens berücksichtigt. Und so gesehen handelt es sich nicht um Wahrscheinlichkeit, sondern um Ihre einzigartige Biographie. Betrachten Sie also bitte keine Statistik als absolut gültig.

Im schlimmsten Fall sind Statistiken gefährlich, sobald man fest an sie glaubt. Stellen Sie sich einmal die Frage: Sterben Menschen, denen man noch sechs Monate »gab«, nach sechs Monaten, weil die Voraussage genau war oder weil sie ihre Aufmerksamkeit völlig auffraß? War die Statistik eine Beschreibung der Wirklichkeit oder eine eindringliche Vorschrift für unbewußtes Verhalten?

Gewöhnlich haben Patienten einen ganz anderen Krankheitsverlauf, als man ihnen vorausgesagt hatte. Wenige Ärzte machen heute noch Aussagen wie: »Sie haben noch sechs Monate zu leben.« Wenn sie gedrängt werden, sagen sie vielleicht: »Studien zeigen, daß achtzig von hundert Patienten mit Ihrer Art Krebs noch sechs Monate leben und sechzig noch ein Jahr.« Statistikungewohnte Patienten deuten das für sich so: »Der Arzt gab mir noch sechs bis zwölf Monate.«

Welchen Zahlen Sie auch immer begegnen, denken Sie daran, daß mindestens eine andere Person mit Ihrer Krankheit geheilt wurde. Warum sollte das nicht auch bei Ihnen möglich sein?

Unwahrheit 5: »Ihr Zustand ist unheilbar.«

Wann jemand stirbt, läßt sich nicht vorhersagen. Die einzige Situation, in der man mit vollständiger Sicherheit festsetzen kann, ob der Zustand eines Menschen unheilbar ist, ist sein tatsächlicher Tod. Sein Zustand war unheilbar. Zu der Zeit, als ich noch etwas rascher urteilte und ich mich gezwungen sah, den Moment des Todes vorauszusagen, lag ich häufiger falsch als richtig. Ich habe Menschen montags vital und dienstags tot gesehen und andererseits Menschen mit einem Fuß bereits im Grab erlebt, die zu einem normalen Leben zurückkehrten.

Es gibt auch noch einen anderen Weg, die Sache zu betrachten. Leben Sie bis zu Ihrem möglichen Tod Ihr Leben, wie eingeschränkt es auch sein mag.

Roberta war sechsunddreißig und hatte seit fünf Jahren Krebs. Dutzende Male hatten die Ärzte ihren Tod erwartet. Sie scherzte einmal mit mir, die letzte Untersuchung habe gezeigt, »... daß ich nur noch sechs normale Zellen habe.«

Eines Nachts rief Roberta mich an, um sich zu beklagen, daß sie sich zu Tode langweile. »Sehen Sie her«, sagte sie, »seit Jahren liege ich nun schon im Sterben. Sterbe ich nun wirklich, oder was ist los?«

Eine solche Situation hatte ich noch nie erlebt. Fassungslos antwortete ich: »Sie bringen mich in Verlegenheit. Vielleicht ist das, was Sie erleben, eine der ungewöhnlichsten Lebensformen auf dieser Welt. Ich meine, es ist genau die Art, wie Ihr Leben verläuft.«

»Ach ja«, stimmte sie zu. »Ich vermute, wenn ich im Sterben gelegen hätte, wäre ich inzwischen tot.« Die Langeweile war damit vorbei, und sie fing wieder an zu lesen und Musik zu hören. Sechs Monate später starb sie friedlich.

Wenn mich Patienten fragen: »Werde ich sterben?«, entsteht daraus oft ein wunderbares Gespräch, wodurch sie akzeptieren lernen, daß sie natürlich sterben werden, wenn auch nicht notwendigerweise an dieser Krankheit. Und bis sie tatsächlich sterben, leben sie, so wie wir alle.

Wenn Sie schwer krank sind, sollten Sie sich natürlich um die Dinge kümmern, die geregelt werden müssen. Das gilt aber für jeden, und der beste Zeitpunkt liegt vor einer Erkrankung – nämlich dann, wenn Sie erkennen, daß jedes Leben begrenzt ist.

Schweigen als unverzichtbare Fähigkeit

Wenn Sie Ihre Krankheit als einen neu entdeckten Weg betrachten statt als grausame Abzweigung von einer »geraden« Straße, entdekken Sie, daß Sie sich verändert haben. Diese Aussicht ist eine einmalige Gelegenheit im Leben und gleichzeitig möglicherweise die schwierigste Sache, der Sie jemals gegenüberstanden.

Es ist die gegenwärtige Anspannung Ihrer Persönlichkeit, die es so schwer macht. Ihre Persönlichkeit beruht auf Stabilität. Das gilt übrigens auch für mich. Etwas in uns allen wehrt sich gegen unangenehme Veränderungen.

Überlegen Sie, wieviel von Ihrem täglichen Leben auf Gewohnheit beruht. Die Leute nennen mir Zahlen bis zu achtzig Prozent. Der Satz ist banal, aber wir sind tatsächlich Gewohnheitstiere. Einige kluge Menschen definieren das ›Ich‹ oder die soziale Persönlichkeit als die Summe aller Gewohnheiten. Mit anderen Worten: Wir sind, was wir tun. Das Verhalten zu verändern, bedeutet dann also nicht weniger, als uns zu verändern. Zutiefst bedroht schreit das ›Ich‹: »Tu es nicht, sonst...« und fügt verständliche Drohungen hinzu: Du wirst verrückt werden, einer Sekte beitreten, einen Narren aus dir machen, in einer Schlangengrube landen. Als hervorragender Bremser wird der Verstand alles hervorzerren, was er braucht, um Sie von Veränderungen zurückzuhalten.

Diesen inneren Dialog, der beständig die gewohnte Auffassung und das konsequente Verhalten bestärkt, nennt man ›Geschwätz‹. Leichter verständlich wird dieser innere Dialog an einem Beispiel: Die Hindus nennen dieses Phänomen ›den betrunkenen Affen‹. Ihr Bewußtsein wiederholt unaufhörlich seinen eigenen Standpunkt. Es erklärt, daß die Welt freundlich oder feindlich ist, daß Frauen oder Männer Sie lieben oder hassen, daß Sie Wunderkinder haben oder unerträgliche Bälger usw. Gleichgültig, was »wirklich« wahr ist, benehmen wir uns, als ob unsere seelischen Übertragungen auf die Umwelt wahr wären.

Die sechzigjährige Doris ist chronisch depressiv. »Wie sollte ich auch nicht?« fragt sie. »Haben Sie sich umgesehen? Alle sind depressiv. Gehen Sie auf die Straße und halten Sie die Augen offen. Die Leute machen Gesichter, als ob morgen die Welt unterginge. Das ist es, was mich so bedrückt.«

Wenn Sie zustimmen, daß Ihre chronische Krankheit Ihnen die Gelegenheit gibt, einige Gewohnheiten herauszufordern und zu verändern, müssen Sie wissen, daß Sie nicht ein anderer werden und doch derselbe bleiben können. Irgend etwas muß geschehen. In einer berühmten buddhistischen Erzählung gießt ein Zenmeister Tee in die Tasse eines skeptischen Schülers, bis sie überfließt, und erklärt: »Man kann keine Tasse füllen, die schon voll ist.«

Um die Gedanken dieses Buches nachvollziehen zu können, muß man das ›innere Schweigen‹ gelegentlich verwirklichen. Jener seelische Dialog, der Sie ständig daran erinnert, wer Sie im Augenblick sind, muß regelmäßig zeitweilig beiseite gelegt werden. Stellen Sie ihn ab. Sie können das »Ruhigwerden«, »Meditation«, »Gebet«, »Selbsthypnose« oder »Entspannung« nennen.

Ich schlage Ihnen vor, nicht mehr als ein Kapitel dieses Buches täglich zu lesen und danach die Übungen zu machen, die am Ende jeden Kapitels stehen. Zu Beginn mögen die Übungen schwierig sein – nicht nur anstrengend, sondern verwirrend oder sogar etwas irritierend, vor allem, wenn das neu für Sie ist. Aber bleiben Sie trotzdem dabei, genauso, als ob Sie Klimmzüge oder Langlauf zu trainieren hätten. Ich garantiere Ihnen, daß es mit dem Üben leichter und vertrauter werden wird.

Übung: Beruhigen Sie Ihre Gedanken

1. Sorgen Sie dafür, in Ruhe und ungestört allein zu sein. Legen Sie den Hörer neben das Telefon, informieren Sie Ihre Familie, und schließen Sie die Tür Ihres Zimmers.

2. Sitzen oder liegen Sie in absolut bequemer Haltung, die so wenig Anstrengung wie möglich erfordert. Auch die kleinste Anspannung oder Unausgeglichenheit stiehlt Ihnen ein Stück der Aufmerksamkeit, auf die Sie sich konzentrieren wollen. Wenn Sie Anfänger sind, sitzen Sie am besten, da Sie im Liegen Gefahr laufen, einzuschlafen.

3. Beobachten Sie Ihren Atem. Ja, so einfach ist es – und so schwierig. Atmen Sie nicht auf irgendeine besondere Weise. Es handelt sich hier um eine Konzentrations-, nicht um eine Atemübung. Lassen Sie also Ihren Atem in seinem natürlichen Rhythmus und Stil kommen und gehen. Lösen Sie die Spannung in Ihren Gliedern, im Becken, im Bauch, in der Brust, im Nacken und im Gesicht. Wenn Sie unsicher sind, ob ein Muskel angespannt ist oder nicht, spannen Sie ihn bewußt an und entspannen ihn dann wieder.

Machen Sie sich jetzt jeden Aspekt Ihres Atems bewußt: die Temperatur der Luft, ihre Feuchtigkeit, Gerüche, den Weg der Luft durch Ihre Nase, den hinteren Gaumen, die Luftröhre herunter; die Bewegung von Brustraum und Bauch; die Dauer der Ein- und Ausatmung; die Leichtigkeit des Atmens und die Art des Zyklus; die verhältnismäßige Symmetrie aller Bewegungen. Wenn Sie jedem Atemzug einen weiteren Aspekt hinzufügen, wird Ihre Aufmerksamkeit von dem Neuen so beansprucht sein, daß es keinen Platz mehr gibt für Gedankengeschwätz. Das einzige, was Sie wahrnehmen, ist der Atem.

4. Seien Sie konsequent, aber gehen Sie äußerst freundlich mit sich um. Ihr Bewußtsein wird anfangs beinahe unkontrollierbar »schwätzen«. Es wird Sie über die spannendsten Dinge, z. B. das Geräusch einer Badezimmerüberflutung oder Ihre letzte Generaluntersuchung vor zehn Jahren, informieren. Es wird für Sie ein Essen an einem Abend im nächsten Juli planen. Es kann brutal sein: »Hör auf damit, sonst wirst du sterben.« Es kann Sie ärgern: »Herzlichen Glückwunsch! Du hast also endlich deine Gedanken zur Ruhe gebracht!« Das heißt, es wird alles aufbieten, um Sie von der Beruhigung abzuhalten.

Seien Sie deshalb nicht wütend auf sich. Diese geschwätzige Gedankenflut ist schließlich die Arbeitsweise Ihres Bewußtseins. Antworten Sie – unabhängig vom Inhalt – auf immer genau die gleiche Weise darauf: Registrieren Sie es leidenschaftslos, und kehren Sie mit Ihrer Aufmerksamkeit zu Ihrem Atem zurück. Stellen Sie sich vor, Ihr Atem ist ein Strom, der auf ein Hindernis in seinem Weg stößt – Gedankengeschwätz. Der Strom versucht nicht, das Hindernis aus dem Weg zu räumen. Er umgeht es einfach.

5. Wenn der Wecker Ihnen das Ende der Sitzung anzeigt, verwenden Sie noch eine zusätzliche Minute darauf, den Übergang von Ihrem ruhigen Inneren in die Außenwelt zu finden. Springen Sie nicht einfach zurück in Ihren Alltag, begierig, Ihre alte bequeme Routine wieder aufzunehmen.

Trotz irgendwelcher entgegengesetzter Vermutungen, die Sie möglicherweise hatten, sind Sie ruhiger geworden, wenn auch nur ein wenig. Vielleicht ist es Ihnen sogar gelungen, eine oder zwei überholte Denkgewohnheiten aus Ihrer Sammlung zu verscheuchen. Denken Sie daran, wenn Sie Ihren Ruheort verlassen und den Telefonhörer wieder auflegen; die Welt sieht von jetzt an vielleicht ein kleines bißchen anders aus.

Krankheit und Leiden

Krankheit, Krankheitsbild und Leiden an der Krankheit

Ihr Leiden an Ihrer Krankheit ist Ihre ganz persönliche, einzigartige Erfahrung. Wenn Sie dieses Leiden verstehen, halten Sie auch den Schlüssel in der Hand, sich besser zu fühlen und Ihr Leben neu zu ordnen.

Meiner Ansicht nach liegt die nützlichste Erkenntnis in der medizinischen Welt der letzten zehn Jahre darin, daß Krankheit sich aus meßbaren und persönlich erlebten Anteilen zusammensetzt. Bis jetzt habe ich die Wörter »Krankheit«, »Krankheitsbild« und »Leiden an der Krankheit« so gebraucht, daß sie austauschbar waren. Beachten Sie von nun an die folgende neue Definition:

Krankheit: Damit ist der gesamte Prozeß gemeint, der sich aus dem »Krankheitsbild« und dem persönlichen »Leiden« an der Krankheit zusammensetzt. Wäre Krankheit eine Münze, würden ihr Erscheinungsbild und das Leiden an ihr »Kopf« und »Zahl« darstellen.

Krankheitsbild: Es zeigt den körperlichen, tatsächlich meßbaren Teil der Krankheit. Die Ärzte haben gelernt, es festzustellen und zu behandeln. Es schließt zum Beispiel die Höhe des Fiebers oder des Gewichtsverlustes und das Ausmaß einer Schwellung mit ein.

Leiden an der Krankheit: Dies meint Ihre persönliche, nicht meßbare Erfahrung der Krankheit, die Summe Ihres Leidens.

Daß es einen Unterschied gibt zwischen dem meßbaren Erscheinungsbild einer Krankheit und dem persönlichen Leiden daran, ist der wichtigste Gedanke dieses Buches. Ich fühle mich bestätigt, wenn dies alles ist, was Sie nach einem Jahr noch davon wissen.

Ich kann die Bedeutung dieser Vorstellung am besten durch einen Satz ausdrücken, der zunächst lästerlich klingt: Krebs an sich hat noch nie jemanden gestört.

Und trotzdem sage ich es: Krebs (Arthritis, Hauttuberkulose, Migräne, was auch immer) hat noch nie jemanden gestört.

Man kann diese Feststellung nicht benutzen, aber sie ist dennoch wahr. Was die Menschen, die zum Beispiel Krebs haben, plagt, sind nicht der Tumor oder die gestörten körperlichen Abläufe selbst, sondern sind ihre eigenen Erfahrungen damit: Angst, Schmerz, Schuldgefühl, Depression, Furcht, Verzweiflung. Wäre das Erscheinungsbild nicht vorhanden, gäbe es auch kein Leiden daran; aber das bedeutet nicht, daß beide gleich sind. Die äußeren Zeichen einer Krankheit und das Leiden daran sind zwei deutlich verschiedene Sichtweisen der gleichen Wirklichkeit.

Robert, von Beruf Yogalehrer, suchte ärztliche Hilfe wegen seiner dumpfen Nackenschmerzen. Das Röntgenbild wies schwere Arthritis auf. »Mein behandelnder Arzt konnte nicht begreifen, warum ich so verzweifelt war wegen ein bißchen Arthritis. Er erklärte mir, welche Behandlung er plane, um sie unter Kontrolle zu halten, aber ich konnte kein Wort davon aufnehmen. Ständig ging mir im Kopf herum, daß ich nie wieder fähig sein würde, einen Kopfstand zu machen und daß damit meine Karriere zu Ende war.«

Leiden als persönliche Erfahrung

Gelegentlich frage ich bei einem Vortrag: »Wer hier hatte die heftigsten Schmerzen?« Einige Leute heben dann zögernd die Hand, nehmen sie aber verlegen wieder herunter, wenn sie merken, daß die Frage albern und nicht zu beantworten ist. Es gibt einfach kein meßbares Verfahren, die Empfindungen eines anderen Menschen mit den eigenen zu vergleichen.

Wenn wir von persönlichem Erleben sprechen, bedeutet dies, daß wir es nicht messen können. Es wird also niemals eine zuverlässige »Schmerzmessung« geben, ganz einfach deswegen, weil solche Messungen notwendigerweise persönliche Anteile enthalten. Ein Lügendetektor ist ein hochentwickeltes Gerät, das zwar Hautfeuchtigkeit oder Atemrhythmus aufzeigt, aber seine Angaben sind offensichtlich nicht vergleichbar mit dem, was die betreffende Person empfindet.

Die fünfzigjährige Christine war wütend über die Worte ihrer Ärztin. »Sie konnte keine Ursachen für meine Kopfschmerzen finden. Sie schloß Migräne und Tumore und wer weiß was aus und erklärte nun, es gebe keine körperlichen Ursachen für meine Kopfschmerzen, es gibt sie also nur in meiner Vorstellung. Aber ich habe sie!«

Mit anderen Worten: Ihr persönliches Erleben der Krankheit, Ihr Leiden, ist – obwohl zugegebenerweise nicht nachweisbar – doch wirklich und verdient es deshalb, ihm Glauben zu schenken. Aber uns Ärzten fehlen wirkungsvolle Methoden, mit dem persönlichen Leiden umzugehen.

Wir arbeiten mit einem mächtigen Modell, der Pathologie, die folgendes behauptet: Wenn wir krank sind, liegen Veränderungen in unserem Körper vor, die man nachweisen kann.

Dieses Modell erfordert die Suche nach der Diagnose, dem korrekten Namen des Krankheitsgeschehens. In der normalen Praxis erhebt der Arzt eine Krankengeschichte, führt eine körperliche Untersuchung durch und entwickelt eine »Differentialdiagnose« – eine Liste einleuchtender Möglichkeiten. Daraufhin fordert er Laboruntersuchungen und andere Verfahren an, die für die richtige Diagnose notwendig sind. Ist sie einmal festgelegt, diktiert sie sowohl die Behandlung als auch die Vorhersage, wie die Krankheit vermutlich verlaufen wird.

Dieses Muster ist in der Medizin festgelegt und bei der Behandlung der körperlichen Beschwerden tatsächlich erfolgreich. Charakteristischerweise ist in diesem Modell der persönliche Schmerz des Patienten, sein Leiden, nicht enthalten. Die allgemein anerkannte ärztliche Aufgabe, Diagnose und Behandlung des Erscheinungsbildes der Krankheit, wird oft ohne große Aufmerksamkeit für die Linderung des Leidens verfolgt.

In früheren Jahrhunderten wandten sich viele Menschen zur Linderung ihrer seelischen und geistigen Nöte an die Geistlichkeit der Kirchen. Seit sich aber in diesem Jahrhundert der Glaube von der Religion auf die Wissenschaft verlagerte, wurden die Ärzte immer mehr in die Rolle des Priesters gedrängt. Diese Verlagerung hätte glücken können, wenn wir Ärzte auf seelsorgerischem Gebiet geschult worden wä-

Leiden als persönliche Erfahrung

ren. Aber das sind wir meistens nicht. Das Leiden des Patienten an seiner Krankheit wird in der medizinischen Ausbildung nicht berücksichtigt. Die wenigen Ärzte, die sich genauso um die Erfahrungen ihrer Patienten bemühen wie um das Erscheinungsbild ihrer Krankheit, haben dieses Können aus eigenem Interesse entwickelt.

Betrachten Sie also die Medizin als einen nur zur Hälfte wirkungsvollen Partner. Sie haben sich Ihren Arzt ausgesucht, damit er sich mit den Beschwerden Ihrer Krankheit beschäftigt, aber es liegt bei Ihnen, sich mit Ihrem Leiden auseinanderzusetzen. Machen Sie sich klar, daß der Umgang mit dem Leiden in keiner Weise eine »alternative« Behandlung bedeutet, sondern eine notwendige Ergänzung zur Standardmedizin darstellt.

Allgemein ausgedrückt heißt das: Je mehr Sie selber sich beteiligen, um so weniger muß Ihr Arzt eingreifen. Auch das Gegenteil ist richtig: Je weniger Sie sich um Ihr Leiden kümmern, um so mehr wird der Arzt Ihre Beschwerden behandeln müssen.

Jack, siebenundfünfzig Jahre, ist wegen Atemnot aufgrund einer Lungenüberblähung (Emphysem) zum sechstenmal im Krankenhaus. Er sagte zu seinem Arzt: »Herr Doktor, tun Sie, was Sie tun müssen, ich mache alles mit. Ich überlasse es ganz Ihnen.« Den größten Teil des Tages ist Jack über seine Luftröhre an ein Beatmungsgerät angeschlossen. Er verbringt viel von seiner Freizeit rauchend im Besucherzimmer.

Ellen leidet an chronischem Hochdruck im Lungenkreislauf. »Ich haßte es, mein tragbares Sauerstoffgerät mit mir herumzuschleppen«, gibt sie zu, »ich paßte also besser auf, wann meine Atmung sich verschlechterte. Siehe da, das passierte, wenn ich unter Streß stand. Eine Atemtherapeutin machte mich darauf aufmerksam, daß ich unbewußt meinen Atem anhielt, wenn ich mich aufregte – ich spannte meine Brust, meinen Nacken und meinen Bauch an, ohne überhaupt daran zu denken. Sie zeigte mir, wie ich mich entspannen konnte, wenn die Dinge schwierig wurden, und jetzt brauche ich das Gerät nicht mehr so oft wie vorher.«

Wie können Sie also auf Ihr Leiden eingehen? Dadurch, daß Sie das Rauchen aufgeben? Indem Sie eine bessere Atmung erlernen? Alles das und noch mehr. Ich beschrieb Ihnen den Weg, den Ihr Arzt verfolgt, und zeige Ihnen, was parallel dazu Ihre Aufgabe sein wird.

Das Leiden als Geschichte

Leiden läßt sich nur schwer erklären. Wir haben hier kein vergleichbares Modell wie die Pathologie.

Für viele von uns, die sich mit Leiden beschäftigen, beginnt sich aber ein Modell herauszubilden: Das Leiden ist wie eine Geschichte. Diese Geschichte kann sich zum persönlichen Leiden verhalten wie die Pathologie zum äußeren Bild einer Krankheit.

Diese Feststellung dürfte zu jedermanns Erfahrung passen. Sie erzählen doch auch gern Geschichten, nicht wahr? Sie gehen doch nicht durchs Leben in dem Gefühl, eine Billardkugel zu sein, die der Gnade anderer Kugeln und des Billardstocks ausgesetzt ist. Ich nehme an, Sie haben anderen von Ihrem Leiden erzählt, davon, was Sie durchmachen, und zwar so ausführlich wie Ihren letzten Urlaub.

Darüber hinaus wette ich, daß sich Ihre Geschichte langsam entwickelt hat. Erinnern Sie sich, wie Sie Ihr Leiden anfangs beschrieben haben? Was geschah mit Ihrer Geschichte, wenn Sie sie im Laufe der Zeit wiederholten? Sie veränderte sich, nicht wahr?

Unsere persönlichen Geschichten ändern sich mit der Zeit. Diese Veränderungen sind gewöhnlich zu Beginn am stärksten. Wesentliche Teile bleiben und werden aufpoliert, während weniger wichtige oder wünschenswerte verschwinden. Über die Monate und Jahre, während der Erzähler die Feinabstimmung vornimmt, wird sie immer stabiler. Zuletzt kann man sie zum Bestand des persönlichen Weltbildes zulassen.

Andrea hatte während der letzten fünf Jahre chronische Leukämie. Auch vorher war sie nicht auf Rosen gebettet. Sie war zweimal geschieden, eines ihrer Kinder saß wegen Trunkenheit am Steuer im Gefängnis, und ein anderes starb an einer Überdosis

Rauschgift. Sie hatte jedes schlimme Ereignis als Beweis für die Bosheit des Schicksals gesehen und war überzeugt, daß ihre Leukämie perfekt in dieses Bild paßte.

Auf dem Weg zu einem Arztbesuch wurde ihr Auto durch einen anderen Wagen gerammt. Obwohl Andrea bei dem Unfall unverletzt blieb, stellte der Arzt fest, daß ihre Leukämie sich verschlimmert hatte. »Das war der letzte Tropfen«, sagte Andrea. »Die Frau, die auf meinen Wagen auffuhr, zerstörte den Rest meiner Widerstandskraft. Wenn ich an Leukämie sterbe, ist sie daran schuld. Ich habe bereits meinen Rechtsanwalt beauftragt, die Anklage gegen sie vorzubereiten.«

Als Bild Ihrer Vorstellung muß Ihre Geschichte nicht »wirklich« wahr sein, da sie sich aus tatsächlichen Ereignissen, Phantasieerinnerungen und Wunschdenken zusammensetzt. Sie verbinden sich miteinander, um einen größtmöglichen Sinn zu ergeben, sowohl im Hinblick auf die »reale« Welt als auch auf Ihre Vorstellung. Ein Dichter sagte einmal: »Dichtung ist eine Lüge, die uns die Wahrheit erkennen läßt.«

Wenige Wochen nach der Operation eines gutartigen Gehirntumors hatte Pearl einen aufregenden Traum. »Ich träumte, mit dem Fallschirm aus einem Flugzeug gesprungen zu sein«, sagte sie. »Im richtigen Moment zog ich die Leine, aber der Fallschirm öffnete sich nicht. Die Leine riß und blieb in meiner Hand. Da war ich nun – im freien Fall dreitausend Meter vor dem sicheren Tod. Ich drehte und wendete die Leine in meiner Hand und starrte darauf. Noch niemals hatte ich solch ein interessantes Stück Schnur gesehen ...

Bevor ich krank wurde, habe ich nie viel über meine Träume nachgedacht«, erklärte Pearl, »aber jetzt suche ich überall Hilfe. Ich deute diesen Traum als eine Botschaft, wie man aus jeder Erfahrung lernen kann. Ich bin seitdem nicht mehr so wütend wegen des Tumors. Natürlich bin ich nicht gerade begeistert darüber, aber es gelingt mir inzwischen, nicht nur die eine Seite meiner Krankheit zu sehen. Ganz besonders ist mir aufgefallen, wie viele Leute mich gernhaben.«

Wenn Sie Ihr Leiden wie eine Geschichte betrachten, hilft Ihnen das zu verstehen, wie Ihr Leiden in Ihr Leben »paßt«. Gleichzeitig erkennen Sie dann auch, wie Sie am besten und wirkungsvollsten darauf antworten können. Seien Sie also gut zu sich; entdecken Sie Ihre Geschichte, und erzählen Sie diese so zuversichtlich wie möglich.

Das Krankheitstagebuch

Viele Male habe ich festgestellt, daß meine Gedanken zunächst unklar waren, bis ich sie aussprach, niederschrieb, malte oder auf andere Weise ausdrückte. Die Zusammenhänge, die sich mir dabei enthüllten, überraschten mich oft. Deshalb glaube ich, daß ein Krankheitstagebuch eine gute Hilfe darstellt.

Halten Sie die Ergebnisse der Übungen dieses Buches sowie wichtige Beobachtungen und Ideen, die Sie haben, in einem Notizbuch fest.

Zusätzlich rate ich Ihnen, jede Woche eine kurze Zusammenfassung Ihrer gesamten Geschichte zu schreiben. Blättern Sie von Zeit zu Zeit zurück, um zu sehen, wie sie sich entwickelt hat.

> *Ruth hatte im vergangenen Jahr Probleme mit ihrem Lendenwirbelbereich, den sie sich ursprünglich durch zu schweres Heben verletzt hatte. Er heilte niemals völlig aus, so daß sie sich entschloß, ein Krankheitstagebuch zu führen. »Die Geschichte hat sich stark verändert«, erklärte sie. »Meine erste Eintragung beschreibt lediglich die Verletzung. Einen Monat später schrieb ich, daß es sich wie drei getrennte Verletzungen anfühle, als ob ich in drei Richtungen auseinandergezerrt worden wäre. Im vergangenen Monat hielt ich fest, daß meine drei Richtungen mit meiner dreifachen Rolle als Ehefrau, Mutter und Mensch in dieser Welt identisch zu sein schienen. Ich glaube, daß ich diese drei Rollen in einer einzigen Person zusammenführen muß.«*

Behalten Sie ständig im Bewußtsein, daß Ihr Leiden eine ganz persönliche Erfahrung Ihrer Krankheit ist, so wichtig und auch so behandelbar wie die Krankheitsmerkmale, die Ihr Arzt behandelt. Ihr Leiden ist ein Ereignis, so schmerzvoll es auch sein mag, aus dem Sie eine Lehre ziehen können.

Das Krankheitstagebuch

Odette hatte chronische Ausschläge an den Händen. Zwölf Jahre lang war sie bei dem gleichen Hautarzt. »Er war wunderbar«, lobt sie. »Er hat mich nicht ein einziges Mal kurz abgefertigt, wie verrückt auch immer meine Vorstellungen waren. Letztes Jahr dachte ich in seiner Gegenwart laut darüber nach, ob mein Ausschlag unter meinem Ehering wohl deshalb so viel schlimmer war, weil ich Probleme mit meinem Mann hatte. Er lachte und meinte, vielleicht hätte ich recht, und wenn ich die häuslichen Dinge nicht klären würde, müßte er mir wohl ein neues Medikament geben. Nun, letzten Monat sagte ich ihm, wir hätten die Sache in Ordnung gebracht, und ich würde keine Arznei mehr brauchen.«

Ich vermute, die Welt ist tatsächlich wie ein Rorschach-Test, bei dem man ein Blatt mit Farb- und Tintenklecksen in der Mitte faltet und die dabei entstehenden Bilder deutet. Ereignisse sind wie Tintenkleckse, auf die wir sehr persönliche Vorstellungen übertragen. Leiden ist ein Tintenfleck, den man schwer unbeachtet lassen kann. Sie werden also seine Bedeutung und seinen tieferen Sinn aus dem Rohmaterial Ihrer Seele formen. Das heißt, die Geschichte Ihres Leidens ist im wesentlichen ein Spiegel Ihrer Persönlichkeit.

Der vierzigjährige Kevin hatte vor zehn Jahren eine Bandscheibenoperation und erholte sich nie ganz davon. Er konnte nicht hinnehmen, daß er immer noch Schmerzen hatte und teilweise behindert war. »Dies kann mir doch nicht passieren«, sagte er ständig zu seiner Frau.

Die ursprüngliche Geschichte seiner Verletzung war einfach. Er war hervorragend in Form gewesen und wurde völlig unerwartet umgeworfen. Allmählich erkannte er aber, daß seine Krankheit etwas mit seinem Verhältnis zu anderen zu tun hatte. »Ich habe mich immer als Supermann betrachtet«, sagt er heute. »Darunter verstehe ich nicht nur Kraft, sondern auch Aufrichtigkeit. Ich hielt es nicht aus, etwas Schlechtes zu sehen. Für Wahrheit, Gerechtigkeit und die amerikanische Lebensart war ich verantwortlich. Es verging kaum ein Tag, an dem ich nicht jemandes Autoreifen wechselte oder einen Streit schlichtete. Ich vermute, ich belastete mich einfach mit unvernünftigen Erwartungen.«

Nachdem sich Kevin im letzten Jahr entschlossen hatte, darauf zu verzichten, die Mängel der Welt in Ordnung zu bringen – was für ihn nicht leicht war –, hat sein Rücken zu heilen begonnen.

Erzählen Sie Ihre Geschichte, wie Sie Ihnen einfällt. Die Form, die Sie wählen, um sich auszudrücken, ist Ihre persönliche Kraft, die alle körperlichen Schwächen übersteigt.

Selbst wenn Sie überzeugt sind, Ihr Leben nicht ändern zu können, können Sie doch immer Ihre Geschichte ändern. Diese Verlagerung in Ihrer Vorstellung, in Ihren erreichbaren Möglichkeiten, kann auch Ihr Leben verändern.

Mike ist gelähmt, seit vor zehn Jahren seine Wirbelsäule bei einem Verkehrsunfall verletzt wurde. Wenn man ihn nach seinem Zustand fragte, antwortete er gewöhnlich: »Ein Unfall zerstörte meinen Körper.« Er nannte sich selbst einen »Krüppel« und tat so, als habe sein Leben mit seiner Verletzung aufgehört. Er blieb demzufolge immer zu Hause und war depressiv.

Ein gelähmter Freund zwang ihn schließlich dazu, ein Rehabilitationszentrum an dem Tag zu besuchen, als dort eine Gruppe entwicklungsgestörter Kinder anwesend war. Plötzlich sah Mike Dutzende von Menschen mit deutlich größeren Behinderungen als seine eigenen. Ein zurückgebliebener Zehnjähriger fragte Mike freundlich: »Was stimmt denn nicht mit deinen Beinen?« Für ihn selbst überraschend, lachte Mike und antwortete: »Meine Beine sind völlig in Ordnung. Sie funktionieren nur nicht.« »Oh«, meinte das Kind zufrieden und ging weiter.

Seitdem ist Mike regelmäßig freiwillig in diesem Zentrum tätig. Er hat auch geheiratet und fand eine Stelle.

Lassen Sie sich nicht verwirren. Denken Sie daran, nicht jeder muß mit seiner Krankheit so umgehen, wie ich es in diesem Buch beschreibe. Wenn überhaupt eine Geschichte in Ihnen auftaucht, wird das ohne Anstrengung geschehen. Nach ihr zu graben, kann zu deutlichem Streß führen. Falls es Ihnen so ergeht, sollten Sie tun, was die unterschiedlichsten Religionen auf der Welt raten: Geben Sie auf. Werfen Sie das Handtuch. Liefern Sie sich aus. Auch dann ändern sich manchmal die Dinge.

Das Krankheitstagebuch

Vor einem Jahr wurde die Hälfte von Rays verkrebster linker Lunge entfernt. »Vor sechs Monaten habe ich eine wichtige Prüfung abgelegt und letzte Woche noch eine«, berichtet er, »und die Ärzte haben mir völlige Gesundheit bescheinigt. Ich fühle mich wohl. Ich finde es merkwürdig, wenn die Leute darüber reden, daß sie aus ihrem Leiden lernen. Ich glaube nicht, daß es für mich irgend etwas zu lernen gab. Ich hatte Krebs, er wurde rechtzeitig entdeckt, und heute fühle ich mich wohl.«

Aber wie oberflächlich wäre das Leben ohne diese Geschichten! Es ist die Phantasie – nicht die meßbare Wirklichkeit –, die unser Leben vorwärtstreibt und uns beflügelt, unsere gegenwärtigen Grenzen zu überwinden. Versuchen Sie z. B., die folgende wahre Geschichte zu lesen, ohne eine Bedeutung darin zu finden:

Chet und Linda waren neunundvierzig Jahre verheiratet, als Linda Brustkrebs bekam, der sich schnell bis in ihr Gehirn ausbreitete. Auf die Frage, warum er darauf bestünde, Linda während der Arztbesuche in die Untersuchungsräume zu begleiten, antwortete Chet: »Was sie hat, habe ich auch.« Als Linda im Krankenhaus schließlich bewußtlos wurde, hielt Chet den ganzen Tag und die ganze Nacht ihre Hand. Am nächsten Morgen um fünf Uhr verließ er das Krankenhaus, um zu frühstücken. Linda starb, während er fort war. Routinegemäß nahmen die Schwestern Lindas Schmuck, um ihn aufzuheben. Aber sie bekamen ihren Ehering nicht ab, selbst mit Seife nicht. Ohne etwas davon zu erwähnen, teilten die Schwestern Chet vorsichtig mit, daß Linda in seiner Abwesenheit gestorben sei. Er bat darum, einige Minuten mit ihr allein sein zu können. Als er wieder hinter der Abschirmung hervorkam, hatte er den Ehering in der Hand.

Kurieren und Heilen

Warum sollten Sie sich mit Ihrem Leiden genauso auseinandersetzen wie mit den Beschwerden Ihrer Krankheit? Erwarten Sie, daß Sie Ihren Krebs heilen, wenn Sie sich mit Ihrem Leben beschäftigen? Wird die Bewältigung Ihres Leidens die Krankheitserscheinungen verschwinden lassen?

Die Antwort, die sowohl »ja« als auch »nein« lautet, macht es nötig, daß wir die Begriffe »kurieren« und »heilen« erklären. Wenn Sie erkennen, daß Ihre Krankheitsmerkmale und Ihr Leiden sich unterscheiden, werden Sie auch den deutlichen Unterschied zwischen Kurieren und Heilen verstehen.

Durch geeignetes medizinisches Eingreifen kann ich die Bakterien töten, die an Ihrer Halsentzündung schuld sind, oder chirurgisch einen Dickdarmpolypen entfernen und damit die Krankheitserscheinung kurieren.

Aber Leiden als eine Geschichte kann nicht kuriert werden. Es gibt nichts zu kurieren, weil nichts »falsch« ist. Es ist völlig normal, die Gefühle zu erleben, aus denen das Leiden besteht. Wenn Leiden auch etwas Normales ist, bedeutet das ja nicht, daß es angenehm wäre. Wenn wir leiden, sehnen wir uns nach Entlastung und Frieden, und unser Verlangen ist um so größer, je dauerhafter oder endgültiger die Krankheit erscheint.

Heilung dagegen ist eine Entwicklung auf Gelassenheit hin. Wenn Sie das nicht vergessen, können Sie sich selber heilen, selbst wenn Ihre Beschwerden hartnäckig sind.

Der sechsjährige Bill hatte einen Nierenkrebs, der auf medizinische Behandlung nicht ansprach. Wie alle Eltern in einem solchen Fall waren Ralph und Bernice verzweifelt. Bill empfand jedoch trotz all seiner Beschwerden ganz anders. »Werde ich nicht heimgehen zu Gott?«, fragte er seine Eltern und wiederholte damit, was sie ihn immer gelehrt hatten. Zum Erstaunen seiner Familie und des Krankenhauspersonals hielt Bill an diesem Gedanken fest, bis er starb. »Es war Billys Glaube, der uns alle aufrecht hielt«, erinnert sich Bernice. »Billy lehrte mich in seinen we-

Kurieren und Heilen 37

nigen Lebensjahren mehr, als ich in meinem ganzen Leben gelernt habe.«

Die Heilung Ihres persönlichen Leidens kann sehr wohl den Verlauf Ihrer Krankheit beeinflussen. Seit Jahrzehnten wissen wir genau, wie Hoffnungs- und Hilflosigkeit die Abwehrkräfte des Menschen schädigen. Nachweislich geht es Ihnen mit einem positiven Ausblick besser als mit einem depressiven.

Ginny brach sich das Handgelenk, als sie mit ihrem Freund »spielte«. Obwohl der Bruch vorschriftsmäßig gerichtet und ruhiggestellt wurde, wollte er nicht heilen. Ihr Arzt beschloß, die Knochen zu nageln.

Ginny war Krankenschwester und stellte sich die Bruchstelle übersät mit Knochensplittern und anatomischem Gewebe vor. »Da sind Venen und Nerven und Sehnen, die alle durcheinanderliegen...« Sie machte eine Pause. »Ich vermute, es sieht wie im Dschungel aus. Die Bahnen sind wie Weinranken und so. Es ist dunkel und gefährlich dadrin.«

Beim Nachdenken wurde Ginny klar, daß sie ihre Welt wie einen Dschungel sah, wo selbst offensichtlich Freundliches gefährlich sein kann. »Nun, so habe ich es von meinen Eltern gelernt«, gab sie zu. Ihr wurde schließlich bewußt, daß sie sich gegenüber ihrem Freund und anderen Menschen sehr steif und ausweichend verhielt, als ob sie jeweils das Schlimmste erwartete. Ihre Verletzung rührte von ihrer Unbeweglichkeit her, die aus ihrer Angst entstand.

»Ich brauche das jetzt nicht mehr«, erklärte sie. Sie sah ein, daß diese Ängstlichkeit in ihrem gegenwärtigen Leben unsinnig war, und übte sich darin, die Welt freundlicher zu betrachten, als sie das bisher getan hatte. Mit dieser neuen Einstellung heilten die Knochen ohne weiteres Eingreifen.

Es ist wichtig, daß Sie Ihre Anstrengungen nicht auf die äußeren Anzeichen Ihrer Krankheit richten, sondern auf Ihr persönliches Leiden daran. In Einzelgesprächen mit schwerkranken Menschen betone ich, daß unsere gemeinsame Arbeit ihnen persönliche Erkenntnisse bringt, daß aber der Verlauf ihrer Krankheit, obwohl er damit zusammenhängt, sich getrennt davon vollzieht. Ich bin inzwischen nicht mehr überrascht, wenn in der zweiten oder dritten Sitzung die Frage auftaucht: »Wie kommt es, daß ich immer noch krank bin?«

Hätte Ginny ihre positivere Einstellung entwickelt, wenn sie sicher gewesen wäre, daß ihre Knochen trotz ihrer Bemühungen nicht heilen würden? Hätten Sie es getan? Welchen Grund gibt es, sich nicht zur Gelassenheit zu erziehen, gleichgültig ob mit oder ohne Krankheit?

Um eine andere Seite dieser Denkweise kennenzulernen, betrachten Sie einmal das Lauftraining. Einige Leute joggen, um einem Herzanfall vorzubeugen. Man erkennt sie sofort an ihrem grimmigen Gesichtsausdruck. Anderen sieht man an, daß sie sich wohl fühlen. Sie laufen, weil es ihnen einfach Spaß macht. Mit anderen Worten: Eine Handlung, die für den einen eine Flucht vor dem Tod bedeutet, ist für den anderen lediglich eine vergnügliche Beschäftigung. Wenn Sie sich also um Ihr Leiden kümmern, tun Sie es, um sofort etwas davon zu haben und nicht erst vielleicht irgendwann in der Zukunft. Ihre persönlichen Anstrengungen können in der Tat Ihre Lebensdauer beeinflussen; aber sie nur deswegen zu unternehmen, gleicht einem Lauftraining, durch das man dem Tod entrinnen will, wobei die Freude am Laufen selbst vergessen wird.

Das einzige, was Sie mit Sicherheit erreichen können, ist die Veränderung Ihrer Einstellung. Und das ist gewiß mehr, als wir Ärzte bei unserer Arbeit zu garantieren vermögen. Wir sehen uns zwar gerne klug und erfolgreich, aber wir können doch nur unser Wissen anwenden und das Beste hoffen. Genau wie afrikanische Medizinmänner müssen auch westliche Ärzte erkennen, daß es neben unserer Geschicklichkeit auch Zufälle, Wunder und Fehler gibt.

Vielleicht ist es nötig, sich immer wieder zu erinnern, daß Kurieren und Heilen unterschiedliche Anstrengungen erfordern. Dabei mag diese Unterscheidung helfen: Krankheiten werden kuriert, aber Menschen werden geheilt.

Harry setzte sich vor sieben Jahren als Englischprofessor an einer berühmten Universität zur Ruhe. Vor zwei Jahren bekam er Lymphdrüsenkrebs, der zunächst auf Chemotherapie ansprach, in jüngster Zeit aber schwer zu behandeln war. Durch Gesprä-

Kurieren und Heilen

che, Tagebuchführung und eine aktive Selbsthilfegruppe hat er viel gelernt.

Bei einem Gruppentreffen fragte ihn ein Mitglied, warum er so aufgeregt sei. »Ich habe mich selbst und meinen Lymphdrüsenkrebs jetzt ein Jahr lang erforscht«, schimpfte er. »Ich habe eine Menge gelernt, ich habe einiges verändert, aber ich habe das verdammte Ding immer noch!«

Clara, ein anderes Gruppenmitglied – sie hat ebenfalls Krebs –, antwortete sanft: »Harry, hast du diese Veränderungen nicht auch so gern vorgenommen? Haben sie dein Leben nicht verbessert? Außerdem, woher willst du wissen, ob du ohne diese Anstrengungen nicht längst tot wärest?«

Ich kann Claras Kommentar nicht verbessern, aber ich kann ein paar zusätzliche Tips anbieten:

1. Betrachten Sie Ihr Leiden als *Gelegenheit,* sich besser zu *verstehen.* Ich versichere Ihnen, daß Ihnen das helfen wird. Ich garantiere Ihnen außerdem, daß Sie Ihre Lebensqualität verbessern, wenn Sie an dieser Vorstellung arbeiten.

2. Fürchten Sie sich nicht davor, Ihre Krankheit als *Ausrede* für jede Gelegenheit zu benutzen. Sie haben es verdient. Nachdem die Krankheit Sie dem vollen Leben entzieht und an den Rand drückt, dürfen Sie Ihre Zeit und den Abstand zu den anderen dazu nutzen, Ihre Haltung zu überdenken und zu verändern. Das heißt: Ziehen Sie Vorteile aus Ihrer Lage. Sie dürfen sich jetzt Notlügen leisten. Wenn Sie keine Lust haben, an einem schrecklich langweiligen Familientreffen teilzunehmen oder den Gedanken an den bevorstehenden Besuch Ihres ehemaligen Schulkameraden nicht ertragen, sagen Sie einfach nein, Sie seien krank. Erleben Sie, wie es ist, die Dinge nach Ihren Wünschen zu regeln, aber fragen Sie sich immer wieder: »Kann ich auch in Zukunft meine Ausreden durchhalten, ohne die Entschuldigung meiner Krankheit?«

3. *Finden* Sie sich damit *ab,* daß Sie eines Tages sterben müssen. Das ist nicht gerade einfach und mag am Anfang erschrecken. Aber wie bei allem, wovor Sie sich jemals fürchteten, wird es nicht mehr so bedrohlich sein, wenn Sie einmal damit angefangen haben. Denken Sie wenigstens darüber nach, gleichgültig, ob Sie jetzt gerade krank sind oder

nicht. Wenn Sie mit anderen Leuten, besonders solchen, die mit dem Thema umgehen können, über Ihre Sterblichkeit sprechen, erscheint Ihnen die Zukunft einfacher. Vielleicht wird sogar der größte Teil Ihrer Ängste abgebaut.

Übung: Geschichtenerzählen verändert das persönliche Leid

Die Aufgabe dieser Übung ist es, eine Ihrer körperlichen Beschwerden in ein Bild zu verwandeln. Unter der richtigen Führung können Sie es zu einem üppigen, bewußt hervorgerufenen »Traum« bringen, den man mit dem gleichen Recht deuten darf wie jeden unbewußt hervorgebrachten Traum. Zur Orientierung betrachten Sie bitte zuerst das folgende Beispiel:

Terry, selbständige Graphikerin, ist vierzig Jahre alt. Vor einem Jahr hatte sie eine Krebsoperation an den Eierstöcken. Kürzlich entdeckte ihre Ärztin einen neuen Tumor im Becken.

Terry entschloß sich, ihre medizinische Behandlung durch einen Besuch bei mir zu ergänzen, um ihr persönliches Leiden zu erforschen. Sie konzentrierte ihre Aufmerksamkeit auf ihren aufgeblähten Unterleib. »Es fühlt sich an, als ob sich etwas in mir ausdehne«, sagte sie. Nach ein paar Sitzungen faßte sie ihre Beschreibung so zusammen: »Auffüllung eines leeren Raumes.«

Sie schrieb in ihr Tagebuch: »Ich fange an, diesen Tumor als einen kleinen Freund zu begreifen, der für mich gemacht wurde. Ich frage mich, ob mein ›leerer Raum‹ in einem Mangel an Freunden besteht.« Beim Nachdenken über ihr Leben entdeckte sie, was ihre Bekannten längst wußten: sie war kein warmherziger Mensch. In der Tat hatte Terry während ihres ganzen Lebens geflissentlich nahe Beziehungen vermieden.

Sie kam schließlich zu der Feststellung, daß ihr Krebs die folgende Botschaft für sie bereithielt: »Du kannst nicht weitermachen wie bisher. Verändere dich, oder du stirbst.« Obwohl sie eine Veränderung dieser Größenordnung als sehr bedrohlich empfand, begann sie trotzdem damit. Während der nächsten Monate ging

Kurieren und Heilen 41

sie erstaunlich viel und bemüht unter Menschen. Ihre Schwester erklärte: »Es macht jetzt richtig Spaß, sie um sich zu haben. Es ist, als ob die alte Terry gestorben sei und jetzt eine neue lebe.«

Der Tumor schrumpfte, und Terry fing wieder an zu arbeiten. Ihr Arzt gratulierte ihr: »Sie dürfen sich über ein spontanes Verschwinden Ihres Krebses freuen!« Worauf Terry antwortete: »Nichts dergleichen – es war ganz und gar nicht spontan. Ich habe es bewirkt.«

1. Sorgen Sie für eine halbe Stunde völliger *Ruhe*. Ich hoffe, das wird zu einer festen Gewohnheit, die Ihnen immer leichter fällt. Bevor Sie mit der Übung anfangen, suchen Sie sich ein Merkmal Ihrer Krankheit aus, das Sie untersuchen wollen. Beginnen Sie nicht mit einem schweren oder lebensbedrohenden Teil, wie ernste Atembeschwerden oder ein unregelmäßiger Herzrhythmus. Wir lernen doch auch erst gehen, bevor wir laufen, nicht wahr? Nehmen Sie sich also zuerst einen geringfügigeren Schmerz oder sogar nur eine Beeinträchtigung vor. Wenn Sie geschickter im Umgang damit werden, können Sie sich an ernsthaftere Beschwerden wagen.

2. *Entspannen* Sie Körper und Geist, wie Sie es im vorigen Kapitel gelernt haben.

3. Richten Sie – auch das wie bekannt – alle Ihre Aufmerksamkeit auf Ihren *Atem*. Stellen Sie sich jede nur denkbare Seite Ihrer Atmung vor. Atmen Sie dann in den Ort Ihrer Beschwerden hinein. Wir wissen natürlich, daß Sie nicht wirklich Luft in Ihren – sagen wir – Bauch holen. Sie ziehen vielmehr Ihre Aufmerksamkeit dorthin und benutzen den Atem als Motor. Machen Sie sich klar, daß jede Einatmung Ihre Gedanken auf Ihre Beschwerden konzentriert und jede Ausatmung löst, was an Aufmerksamkeit vielleicht noch auf andere Körperbereiche gerichtet war.

4. Behandeln Sie das Erscheinungsbild Ihrer Krankheit mit vorsichtigem *Respekt*. Nähern Sie sich ihm so, wie Sie sich einem gefährlichen Gegenstand nähern würden. Umkreisen Sie es von der Außenseite aus, und stoßen Sie dann zum Zentrum vor. Dabei liegt der Gedanke zugrunde, daß Sie Ihre Beschwerden lediglich als Wahrnehmung erleben, ohne gefühlsmäßiges Beiwerk. Stellen Sie fest, ob Ihre erste Reaktion

etwa so aussieht: »Oh, tut das weh! Ich will nicht, daß es weh tut!« oder »Was bin ich für ein Dummkopf, mir solche Schmerzen aufzuhalsen.« Beide Reaktionen sind ablenkendes Gedankengeschwätz (was ich gerade gefühlsmäßige Ausschmückung nannte) und vertreten nicht die Beschwerden selbst. Wenn sie sich zeigen, hören Sie auf und beginnen vorsichtig von vorn.

5. Sobald Sie spüren, daß Sie das Krankheitsmerkmal einfach nur wahrnehmen können, fangen Sie an, es im übertragenen Sinn zu *beschreiben*. Wie fühlt es sich an? Mir gehen dann gewöhnlich Vorstellungsmuster durch den Kopf, die die vorliegende Erscheinung mit vielen anderen vergleichen, die ich erfahren oder mir vorgestellt habe. Ist der Schmerz ein wenig wie ein Messer? Welche Art Messer? Ein Schälmesser? Ein Jagdmesser? Ein Sarazenendolch? Während Sie Ihre Aufmerksamkeit beim Krankheitsmerkmal belassen, arbeiten Sie daran, das Bild noch deutlicher zu machen! Wem gleicht es ungefähr? Wem mehr? Wem genau? Sie wollen zu einer so gründlichen und genauen Beschreibung Ihrer Beschwerden kommen, daß jemand, der Ihre Schilderung hört, das gleiche empfindet wie Sie. Mit einem Wort, seien Sie ein vollendeter Dichter.

Da Beschwerden in jedem Fall etwas Unangenehmes bezeichnen, wird das Bild, in das sie umgeformt wurden, ebenfalls *unangenehme Züge* aufweisen. Finden Sie diese!

> *John richtet seinen Blick nach innen auf seine chronischen Schmerzen im unteren Rücken. Es fühlt sich wie ein Seil an, denkt er. Aber darin erkennt er keinen Sinn. Wie kann ein Seil wehtun? Er untersucht seine bildliche Vorstellung erneut. Es ist die Drehung im Seil, eine ›verdrehte‹ Art von Schmerz. Es fühlt sich genauso verdreht an, wie ein Seemannsseil gedreht ist.«*

7. Verwandeln Sie Ihr Bild in eine *Idealvorstellung*. Denken Sie immer daran, daß Sie es geschaffen und vollständig unter Kontrolle haben. Verändern Sie es in Ihrer Vorstellung, und nehmen Sie dabei alle nur möglichen Mittel zuhilfe! Tun Sie das so lange, bis Sie es perfekt nennen können, so ideal und angenehm, wie Sie es sich nur auszudenken vermögen. Zögern Sie nicht, Methoden zu benutzen, die albern, unmöglich oder verboten erscheinen. Bleiben Sie trotzdem dabei. Wenn die erste Methode nicht funktioniert, wählen Sie eine andere. In der Welt der Vorstellung ist alles möglich und erlaubt.

Kurieren und Heilen

Lorraine ist Professorin für Englisch; es fällt ihr sehr schwer, die Abschlußprüfungen für ihre Studenten vorzubereiten. Jedesmal, wenn sie sich bisher deswegen an den Schreibtisch setzte, fing ihr rechtes Auge an zu zucken. Sie hatte dieses Anzeichen über mehrere Jahre beobachtet; es trat immer dann auf, wenn sie unter Streß stand. In der Entspannung wandte sie ihre ungeteilte Aufmerksamkeit den Muskeln zu, mit denen ihr rechtes Auge funktionierte. Sofort sah sie ein lebhaftes Bild, einen ekelhaften kleinen grünen Mann »... mit einem schwarzen Schatten.« Der eingebildete Dämon hatte die entgegengesetzten Enden eines Augenmuskels gepackt und drückte sie ruckweise zusammen, wodurch ihr Auge zuckte.

»Zuerst machte ich mich genauso winzig wie er«, sagte Lorraine. »Ich versuchte, vernünftig mit ihm zu sprechen, aber er war zornig und richtig gemein. Man konnte nicht mit ihm reden. Ich bettelte und erklärte ihm, wie wichtig meine Arbeit sei. Nichts interessierte ihn weniger. Endlich machte ich mich viel größer, holte einfach aus und schlug ihn auf die Nase...

Jetzt konnte ich den Muskel und das Auge deutlich sehen. Der Muskel war immer noch ein bißchen blaß und angespannt, also massierte ich ihn ein wenig. Sehr bald sah alles so gut wie neu aus. Diese Übung stoppte das Zucken sofort, aber ich hatte nie zuvor gewußt, wie zornig ich war, und daß meine Schwierigkeiten, die Prüfungsunterlagen zusammenzubekommen, kein Zufall waren. Wenn der kleine Mann übrigens nicht grün gewesen wäre, hätte er sehr meinem Abteilungsleiter geglichen.«

8. Kehren Sie mit Ihrer Aufmerksamkeit wieder in den *Alltag* zurück. Sobald Sie können, schreiben Sie die Übung in Ihr Krankheitstagebuch. Welche Beschwerden haben Sie erforscht? Wie fühlten sie sich an (im übertragenen Sinn)? Was war in dem Bild unangenehm (wodurch schienen die Beschwerden dargestellt zu werden)? Wie haben Sie das Bild verändert? Wie sah Ihr abschließendes Idealbild aus? Durch Verwandlung des Bildes zum Angenehmen hin werden Sie Ihre Beschwerden oft dramatisch stoppen. Gelegentlich, und wenn es sich um eine geringfügige Sache handelt, ist die Befreiung von Dauer. Manchmal werden sie hartnäckig sein oder verschwinden und wiederkehren. Dann ist es doch die Mühe wert, nach ihrer Bedeutung zu forschen.

9. *Erklären* Sie das Bild! Durch die Übung haben Sie eine unangenehme körperliche Erscheinung in etwas verwandelt, was eigentlich ein Traumbild darstellt. Die meisten Leute stimmen der Feststellung zu, daß Träume elegant verschlüsselte, deutbare Botschaften unseres Unterbewußtseins darstellen.

Der wichtigste Übersetzer Ihrer Träume sind Sie selbst. Schließlich handelt es sich um Ihre Bilder. Halten Sie also zuerst Ihre Erklärung in Ihrem Krankheitstagebuch fest.

Es kann jedoch sein, daß Sie sich Ihren eigenen Bildern gegenüber blind verhalten, einfach deswegen, weil Sie so daran gewöhnt sind. Deshalb mögen Sie es hilfreich finden, die Meinung anderer zu erfahren. Teilen Sie also diese »Träume« mit einem guten Zuhörer: Ihrem Partner, Freund, Verwandten, Pfarrer oder Therapeuten. Notieren Sie deren Deutungen. Sie können Ihnen wertvolle Hinweise geben und Färbungen anbieten, aber niemand besitzt die »meßbare« Wahrheit über Ihre persönliche Welt. Die nützlichste Meinung ist übrigens diejenige, bei der Sie sich am wohlsten fühlen.

Leiden und innere Einstellung

Innere Einstellung

Sie haben vielleicht keine Kontrolle über die körperliche, feststellbare Seite Ihrer Krankheit, Sie können aber immer Ihre Einstellung dazu bestimmen und also auch ändern. In diesem Kapitel schlage ich Wege vor, wie man zu einer gesunden Betrachtungsweise kommen kann oder zu dem, was ich eine *therapeutische Einstellung* nenne.

Ihr persönliches Leiden ist die Summe der Gefühle, die Ihre Krankheit begleiten. Also besteht auch die Behandlung aus Fühlen, Verstehen, Ausdrücken und aus allen nur möglichen Wegen, mit diesen Gefühlen angemessen zurechtzukommen. Im Idealfall wird Ihr Leiden geheilt, wenn Sie angesichts Ihrer Krankheit gelassen bleiben.

»Als Sally sieben Jahre alt war, bekam sie Leukämie«, berichtet Sallys Mutter Liz. »Als wir sie die ersten Male zur Behandlung brachten, hatte sie schreckliche Angst. Sie lag die ganze Nacht vorher wach, weil sie vor Aufregung nicht schlafen konnte. Als schließlich der Arzt zu ihr kam, war sie nur noch ein Häufchen Elend, und uns ging es auch nicht besser. Zum Glück hatte die Klinik ein Kinderberatungsteam, das so etwas kannte. Sie nahmen Sally deshalb in ein Teilzeitprogramm, das wie Schule ablief. Dort lernten die Kinder z. B., wie Arzneien, Ärzte und Krankenhäuser den Kindern helfen, selbst wenn diese Hilfe manchmal weh tut. Nach und nach betrachtete Sally die Behandlung als Teil ihres Lebens. Sie schlief wieder normal und war schließlich mehr neugierig als ängstlich. Heute ist sie zwanzig Jahre alt, völlig geheilt und im ersten Jahr ihres Medizinstudiums.«

Seine Einstellung zu ändern, ist allerdings Schwerarbeit, denn hinter einer solchen Haltung verbirgt sich mehr, als man so obenhin sagt. Wenn Ihnen der Begriff der »Körpersprache« vertraut ist, wissen Sie, daß der Mund und der übrige Körper ganz unterschiedliche Botschaften übermitteln können.

Die zweiundzwanzigjährige Kathy heiratete Ted vor zwei Jahren. Während dieser Zeit flackerte ihre rheumatische Gelenkentzündung (Arthritis) häufiger auf als jemals zuvor. Ihre Schmer-

zen zwangen sie oft, Verabredungen, die sie und Ted getroffen hatten, abzusagen und zu Hause zu bleiben. Sie las, er brummte vor sich hin. Kathy fragte ihn: »*Ted, ist alles in Ordnung?*« »*Natürlich*«*, erwiderte er. Von seinem Verhalten empfing Kathy aber die Botschaft, daß er wütend war über die soziale Ausgrenzung, und fing an, sich schuldig zu fühlen. Gleichzeitig war sie wütend über Teds Reaktion, weil sie sich berechtigt fühlte, ihre Pläne aufzugeben. Also machte sie ein mißmutiges Gesicht. Zwei Tage lang sprachen sie kaum miteinander. Schließlich fragte Ted:* »*Was hast du eigentlich?*« »*Nichts*«*, war ihre Antwort.*

Mißmutigen Menschen kann es gar nicht gutgehen. Wir wissen aber: Der Mund weiß, wie er lügen muß; der Körper, der unbewußt und selbständig reagiert, weiß es nicht (es sei denn, Sie wären Schauspieler). Wie Sie Ihre Einstellung beschreiben, stimmt also dann nicht mit dem überein, was Sie körperlich ausdrücken.

Das aus gefühlsmäßigen Erfahrungen zusammengesetzte Leiden weist ziemlich vorhersagbare Abschnitte auf, die ich in den akuten, den unterschwelligen und den chronischen einteile. Jeder Abschnitt erfordert eine etwas unterschiedliche *Heilungsmethode*. Ich will Ihnen erklären, was ich unter den einzelnen Begriffen verstehe:

Die akute Entwicklungsstufe: der Konfetti-Effekt

Die »akute« Entwicklungsstufe eines chronischen Leidens kommt und geht vergleichsweise schnell. Dieser Zeitabschnitt beginnt, wenn sich jemand über seine Krankheit klar wird, und dauert gewöhnlich einige Wochen. Er stellt die unangenehmste Zeit des Leidens dar, da er sehr intensiv erlebt wird. Ich nenne dies den Konfetti-Effekt, weil die erschreckende Mitteilung über eine bestehende schwere Krankheit die Stabilität Ihres Lebens in Stücke reißt und diese hoch in die Luft schleudert. Alles, was Sie tun können, ist abwarten, daß die einzelnen Teile wieder auf den Boden fallen und sich zu einem verständlichen Bild zusammenfügen. Schließlich versetzt der Ausbruch eines chronischen Leidens Ihr Leben an eine unbekannte Kreuzung. Es würde mich überraschen, wenn Sie in diesem Neuland sich nicht geschockt, verwirrt und hilflos fühlten.

Damit Sie Hilfe daraus erfahren können, ist es nötig, daß Sie einige wichtige Dinge über den Konfetti-Effekt wissen:

Innere Einstellung 47

Er ist *normal*. Wenn Sie sich gänzlich orientierungslos oder buchstäblich völlig außer Fassung fühlen bei der Eröffnung, daß Ihr Leben vielleicht total auf den Kopf gestellt wird, oder Sie dem Tod ins Auge sehen müssen, ist das weder merkwürdig noch anormal. Die Krankheit ist schwierig genug; ich rate Ihnen also, sich nicht auch noch um Ihre Geistesverfassung Sorgen zu machen.

Wie jemand auf den Konfetti-Effekt reagiert, richtet sich nach dem jeweiligen Naturell und ist bei jedem einzelnen Menschen anders. Manche Menschen empfinden den Konfetti-Effekt gefühlsmäßig wie einen Schlitten auf Rollen. Rechnen Sie mit Überraschungen. Immer, wenn ich glaube, ich kenne sie alle, stoße ich auf etwas Neues.

Marian, fünfunddreißig Jahre alt, Mutter von zwei Kindern, erfuhr, daß Ihre Brustschmerzen nicht von einer Bronchitis herrührten, sondern von einer besonders bösartigen Krebsgeschwulst. Am nächsten Tag meinte sie leichthin: »Wissen Sie, ich bin nicht niedergeschlagen, wie ich es eigentlich gedacht hatte. Ich bin sogar irgendwie in gehobener Stimmung. Endlich bekomme ich die Gelegenheit, mein Leben von allem Schund zu säubern.«

Der Konfetti-Effekt ist Ihr innerer Heilungsanstoß, der Sie zum Handeln zwingt. Formen Sie ein neues Bild von sich selbst. Wenn Sie das Gefühl haben, Ihre gesamte Persönlichkeit falle auseinander, so ist das richtig. Denn während das Bild, das Sie früher von sich hatten, verschwindet, können Sie mit dem neuen noch nicht sehr gut umgehen. Aber es entwickelt sich.

Der gesamte Prozeß stellt möglicherweise eine therapeutische Erneuerung dar, die ein Auseinanderbrechen Ihrer Persönlichkeit erfordert, bevor es zu einem Neuaufbau kommen kann. In Amerika gibt es ein Sprichwort: »Wer Rührieier machen will, muß zuerst die Eier aufschlagen.« Der Konfetti-Effekt kennzeichnet die Zeit unmittelbar vor der Herstellung der Rühreier, allerdings liegen die zerbrochenen Eierschalen auf dem Boden, und das Eigelb klebt an den Wänden. Es ist nur schwer vorstellbar, daß sich dieses Durcheinander in etwas verwandeln könnte, das auch im entferntesten angenehm oder nützlich ist. Aber andere Menschen haben vor Ihnen das gleiche erlebt, so daß der Vorgang kein völliges Geheimnis darstellt. Betrachten Sie diese Zeit als eine unsichtbare Brücke zwischen der Person, die Sie waren, und der, die Sie bald sein werden.

Jetzt ist nicht die Zeit zum Handeln. Ihre Freunde werden Sie anrufen, besuchen, Ihnen schreiben und Vorschläge, Rat und Information vorbringen. Sie werden Sie vielleicht überschütten mit Artikeln und Büchern, die Sie lesen sollen. Vergessen Sie das. Tun Sie gar nichts. Sie können momentan ohnehin weder lesen noch zuhören noch klar denken.

Es ist von besonderer Wichtigkeit, daß Sie keine schwerwiegenden Entscheidungen treffen, während das Konfetti noch in der Luft herumfliegt. Es gibt kaum eine Form der Behandlung, die nicht warten kann, bis Sie all Ihre Sinne wieder beieinander haben.

Wenn Bekannte oder Freunde Ihnen wirklich helfen wollen, bitten Sie sie, einige Ihrer täglichen Pflichten zu übernehmen, so daß Sie mehr Aufmerksamkeit darauf verwenden können, diese Zeit mit Anstand durchzustehen.

> *»Mein Arzt drückte mich auf einen Stuhl und erklärte mir so nebenbei, ich hätte Lymphdrüsenkrebs«, sagte Estelle. »Ich habe in Arztpraxen gearbeitet und wußte also, was das ist. Dann führte er aus, was er dagegen zu tun gedächte. Er redete und redete. Ich wollte sagen: Halt! Wissen Sie nicht, daß ich schon mehr gehört habe, als ich ertragen kann? Ich dankte ihm schließlich und ging nach Hause. Drei Tage saß ich da und starrte vor mich hin. Ich habe keine Ahnung, woran ich dachte. Einige Freunde merkten, was los war, und dann wußten es sehr schnell alle. Bonnie, meine beste Freundin, kümmerte sich um mich und sagte allen, daß ich jetzt nicht ihr gesamtes Wissen über alle nur möglichen Heilmethoden bräuchte, sondern ihre ganz alltägliche Hilfe. Mir kommen immer noch die Tränen, wenn ich an das viele Essen denke, das sie mir brachten, und wie sie mein Haus putzten...«*

Der Zustand wird vorübergehen. Wenn Sie alle Ihre Fähigkeiten und die Hilfe der anderen einsetzen, können Sie das Herabfallen des Konfettis beschleunigen.

Innere Einstellung 49

Manchmal entwickelt sich eine Krankheit schrittweise weiter, trotz wirkungsvollster Behandlung. Gerade dann, wenn Sie glauben, Ihr Leben habe sich wieder stabilisiert, bläst die Krankheit das Konfetti wieder einmal in die Luft. Aber Sie haben das ja schon einmal erlebt, es ist Ihnen also wenigstens vertraut. Das Erwachsenwerden zeigt ein vergleichbares Muster: Bei seinen schnellen Veränderungen muß man auch dort beinahe täglich seine Vorstellung von sich selbst neu anpassen. Menschen mit einer fortschreitenden Krankheit lernen es – wie die Mitglieder der Anonymen Alkoholiker auch –, jeden einzelnen Tag zu leben, immer nur einen Tag auf einmal.

Der dreiundfünfzigjährige Tom ist seit seiner Kindheit zuckerkrank. »Als Kind fiel es mir sehr schwer, meinen Finger anstechen, mein Blut untersuchen, mir selbst Insulin spritzen zu müssen«, erinnert er sich. Besonders hart war es aber, anders zu sein. Ich gewöhnte mich jedoch, so gut ich konnte, daran. Mit zwanzig hatte ich wegen des Zuckers Augenprobleme. Als mein Arzt mich für einen Blindenhund anmeldete, war ich einen Monat lang voller Panik. Ich begriff, daß ich blind werden würde. Nun, ich wurde tatsächlich blind. Das war nicht leicht, aber ich habe es bewältigt.

Ich führte eine wunderbare Ehe und freute mich an meinem beruflichen Aufstieg. Die Dinge liefen gut. Aber letztes Jahr wurden meine linken Zehen vom Zucker brandig. Nachdem man sie amputiert hatte, schlief ich ein paar Tage lang überwiegend. Ich wußte nicht einmal, daß ich depressiv war. Aber ich überwand es.

Jetzt habe ich Beschwerden weiter oben im Bein. Ich habe meinen Lebensstil mit Zucker, Insulin und Blindheit akzeptiert. Jetzt wird Stück für Stück von mir weggeschnitten. Vielleicht habe ich mich an Schocks wie diesen gewöhnt. Ich mag sie nicht, aber ich würde diese neue Situation niemals aushalten, wenn ich die früheren nicht erlebt hätte.«

Die unterschwellige Entwicklungsstufe: intensive, unbeständige Gefühle

Ein unterschwelliger Prozeß liegt zwischen einem gegenwärtig akuten und einem chronischen von langer Dauer. In dem Zeitabschnitt, der auf den Konfetti-Effekt folgt, sind die Gefühle zwar vorhanden, bleiben aber etwas im Hintergrund. Er hält einige Wochen bis einige Monate an.

Daß die Konfetti-Periode hinter Ihnen liegt, erkennen Sie daran, daß der gefühlsmäßige Wirbelsturm sich in beständige, unterschiedliche Gefühle auflöst, die Sie benennnen können, wie z. B. Depression, Zorn, Furcht oder Ängstlichkeit. Gestern sagten Sie noch zu sich selbst: »Ich bin krank und außerdem verrückt. Ich bin verwirrt, verzweifelt und weiß nicht, was ich tun soll.« Die Botschaft des heutigen Tages lautet: »Ich bin krank und voller Angst.« Wie auch immer, Sie sind aus dem Sturm heraus.

Jetzt ist die Zeit, in der Sie handeln sollten. Es gibt vieles, was Sie tun können, um zu einer heilsamen Einstellung zu gelangen, d. h. Sie können sich auf den Weg machen, Ihre Krankheit anzunehmen. Ich weiß, daß Sie nicht krank sein wollen. Vielleicht sind Sie wütend darüber oder traurig oder verzweifelt. Erinnern Sie sich aber immer daran: Genau diese Gefühle sind es, die Ihr inneres Leiden verursachen. Stellen Sie sich vor, wie Sie Ihre Krankheit empfinden würden, wenn Sie sie einfach nur zur Kenntnis nähmen. Das ist natürlich nicht leicht, aber wenn Sie es tatsächlich schaffen, d. h. wenn Sie krank sein können, ohne deshalb diesen oder jenen Gefühlen ausgeliefert zu sein, haben Sie Ihr Leiden überwunden.

Sie haben Ihre Krankheit angenommen (oder Ihr Leiden behandelt, was ein und dasselbe ist), wenn Sie sich erfolgreich mit allen Gefühlen auseinandergesetzt haben, die unterschwellig in diesem Zeitabschnitt aufkamen. Wenn Sie ausschließlich die Gegenwart schätzen lernen, werden Sie weder über Hoffnung noch über Hoffnungslosigkeit brüten. In Begriffen, die ich vorher über Wort– bzw. Körpersprache benutzte, bedeutet das, im Alltag Ihrer Krankheit so entspannt wie möglich zu sein.

Ich weiß, daß dies Fragen bei Ihnen aufwerfen wird, deshalb gebe ich Ihnen hier im voraus einige Antworten: Sie müssen Ihre Krankheit nicht *lieben*, um sie *annehmen* zu können.

Fred war wegen seiner Krebserkrankung wütend auf die ganze Welt. »Wie können Sie behaupten, es gäbe einen Gott, wenn so etwas immer wieder passiert? Warum bekomme ich es und nicht

Innere Einstellung

der Präsident von Südafrika?« So redete Fred fast ununterbrochen. Schließlich stellte sein Arzt zusätzlich zum Krebs noch ein Magengeschwür fest und schlug Fred vor, Entspannungsübungen zu erlernen. »Wie kann ich mich entspannen«, erwiderte er, »wenn gute Menschen wie Fliegen umfallen und diese Typen in Washington immer reicher werden?«

Freds Frau Karla hatte schließlich seine Jammerei satt und warnte ihn, sie werde fortgehen, wenn er nicht damit aufhöre. Das machte ihn nachdenklich, und er nahm an verschiedenen Kursen für Tiefenentspannung teil. »Weißt du«, vertraute er Karla an, »ich habe jetzt viel mehr Energie.« »Natürlich«, antwortete sie, »die Kraft, die du für deine Wut verbraucht hast, steckst du jetzt in nützlichere Dinge.«

Als er sich dazu in der Lage fühlte, betreute Fred freiwillig Halbwüchsige, die Schwierigkeiten hatten, und kam gewöhnlich müde, aber befriedigt nach Hause. Er wurde jedoch trotzdem immer kränker, und als ich ihn auf dem Sterbebett fragte: »Fred, wie ist das für dich?« grinste er schwach und antwortete: »Es ist eigentlich gar nicht so schlimm.«

Annahme ist nicht dasselbe wie pessimistische Fügung in das Schicksal. Andererseits bedeutet sie nicht notwendigerweise, daß Sie von letzterer geheilt sein werden. Kurz gesagt: Annahme hat nichts mit der Zukunft zu tun. Sie ist lediglich die Anerkennung einer Gegenwart, die nicht zu ändern ist.

Geben Sie sich Zeit. Eine sich im Hintergrund haltende Depression drückt möglicherweise die echte Trauer darüber aus, daß Sie es spüren, nicht mehr derselbe Mensch wie früher zu sein. Sie fragen sicher, wie lange dieser Zustand andauert. Gehen Sie nicht davon aus, daß er drei Tage oder vier Jahre dauert. Auch wenn wir wissen, daß wir die Länge der Trauer verkürzen können, wenn wir ihr angemessen Ausdruck verleihen und Unterstützung von außen erhalten, braucht Trauer einfach so lange, wie sie nun einmal braucht. Es ist erstaunlich, was Menschen annehmen können, wenn sie sich die nötige Zeit für die Anpassung gönnen.

Tim war ein hervorragender Sportler, stämmig, einen Meter achtzig groß, Bodybuilder und Läufer, der häufig über diejenigen lästerte, die aus der Form gerieten oder krank wurden. »Mensch, wenn ich so wäre«, sagte er einmal und deutete auf einen hinkenden Mann, »ich würde mir die Pulsadern aufschneiden.«

Nach einem Tauchunfall waren seine Beine ganz, seine Arme teilweise gelähmt, und er versackte in eine tiefe Depression. Mehrere Ärzte empfahlen seiner Familie, ihn in ein Heim zu geben. Aber nach einem Jahr bestand er nach und nach darauf, für sich selber zu sorgen. Er nutzte dabei die unterschiedlichsten Hilfsmittel und einen elektrischen Rollstuhl. Sein Humor kehrte zurück. Als er auf der Straße an einem anderen Querschnittsgelähmten vorbeikam, sagte er zu einem Freund: »Mensch, siehst du den Typ da drüben? Wenn ich so wäre, würde ich mir die Pulsadern aufschneiden.«

Die chronische Entwicklungsstufe: immer wiederkehrende unkontrollierte Gefühle

Ein chronischer Prozeß ist von langer Dauer. Immer wieder tauchen bestimmte Empfindungen auf. Während der unterschwelligen Entwicklungsstufe haben Sie vielleicht eine Depression durchgemacht. Sie wurden, möglicherweise so gut man nur eben kann, damit fertig, aber zu Ihrer großen Enttäuschung taucht sie wieder auf. Wiederkehrende Gefühle, die Sie in dieser Zeit erleben, sind weniger Teil Ihres Leidens als der besonderen Eigenart Ihrer Persönlichkeit. Durch Ihre Krankheit kommen sie an die Oberfläche.

Sie werden mit diesen Gefühlen auf die gleiche Art umgehen wie mit den anderen auch. Aber ihre Dauer erschwert Ihnen Veränderung und Kontrolle.

Maude, eine erstaunlich unabhängige achtzigjährige Witwe, brach sich bei einem Sturz das Hüftgelenk. Nach erfolgreicher Operation schickte man sie in eine Nachbehandlungsklinik. Während der ersten Tage ihres Aufenthaltes stellten die Schwestern bei ihr eine leichte Verwirrung fest. Sie war depressiv und unangemessen zornig. Aber bald kehrte ihre gute Laune zurück. Den anderen Patienten war es eine Freude, mit ihr zusammenzusein. Zehn Tage nach der Operation informierte die Helferin, die das Essen austeilte, die Schwester, daß Maude sie wegen des Nachtisches buchstäblich angeschrien habe. Als die Schwester sie danach fragte, wurde Maude wieder wütend und drohte, sie zu verprügeln. Da die Schwester die medizinische Literatur kannte, die bei Wutanfällen älterer Menschen beruhigende Medikamente empfiehlt, nahm sie sich vor, den Arzt zu bitten, Maude am nächsten Morgen ein Beruhigungsmittel zu verschreiben. Aber die alte Dame wachte absolut freundlich und friedlich auf, so daß nichts unternommen werden mußte.

An diesem Tag kam ihr Sohn zu Besuch. Die Schwester erzählte ihm von den Zornesausbrüchen seiner Mutter, worauf er antwortete: »Oh, das sieht Mama ganz ähnlich, so war sie immer. Man weiß nie, wann sie an die Decke geht.« Nachdem man diese Eigenschaft bei ihr kannte, reagierten die Betreuer anders. »Wir nahmen es nicht mehr persönlich«, meinte die Schwester, »und behandelten sie, als ob wir es gar nicht bemerkten.«

Maude kehrte bald nach Hause zurück, wo sie bis zum heutigen Tage ihre gelegentlichen Wutanfälle bekommt.

Schuldgefühle

Schuldgefühl ist das häufigste Beispiel eines immer wiederkehrenden Gefühls, das von kranken Menschen erfahren wird. Es ist nötig, sich besonders intensiv darum zu kümmern, weil in unserer Kultur Krankheit beinahe immer mit Schuldgefühlen verbunden ist.

Es gibt zu viele unnötige Schuldgefühle. Gewissensbisse sind gut, wenn man weiß, daß man etwas Schlechtes getan hat. Aber oft genug fühlen sich die Menschen schuldig und haben keine Ahnung, warum.

Wenn Sie krank sind, gibt es nichts, weswegen Sie sich schuldig zu fühlen hätten. Wenn Sie sich irgendwie deswegen anklagen, krank geworden zu sein, denken Sie daran, daß jeder einmal krank wird. Die einen werden kränker als die anderen, und alle müssen irgendwann sterben. Krankheit ist also ein normaler Vorgang im Leben. Wenn ich einen Wunsch frei hätte, würde ich alle Kranken bitten, ihre Schuldgefühle an die Leute zu schicken, die ein bißchen mehr davon gebrauchen könnten.

Trotzdem fühlen sich die Menschen verständlicherweise schuldig, wenn ihre Krankheit andere beeinträchtigt. Familienmitglieder, die normalerweise von Ihnen abhängen, müssen jetzt für Sie sorgen. Ihre Krankheit hat Ihr Zuhause, Ihren Arbeitsplatz und Ihre sozialen Beziehungen durcheinandergebracht.

Fanny bekam eine fortschreitende Rückgratarthritis, die ihre Arbeitsfähigkeit in der Lebensmittelfirma einschränkte. Der Betriebsarzt empfahl ihr auf Dauer eine Schreibtischtätigkeit. Folglich mußten ihre Mitarbeiterinnen die Arbeit leisten, die Fanny vorher getan hatte. Sie fühlte sich deswegen miserabel und sagte das ihren Kolleginnen ununterbrochen. Denen ging ihr Gejammer zunehmend auf die Nerven. Eine meinte: »*Fanny, wir schaffen die Arbeit. Aber wir haben Schwierigkeiten damit, deine Entschuldigungen anzuhören. Jeder von uns kann krank werden. Du tust, was du kannst. Wenn du dich schuldig fühlst, behalte das bitte für dich.*« *Fanny meinte dazu:* »*In diesem Moment erkannte ich, daß ich zwei Probleme hatte, und die Arthritis war wahrscheinlich das geringere.*«

Ich vermute, daß einige dieser Schuldgefühle von der angenehmen Vorstellung herrühren, gesund und lange zu leben. Dieser Gedanke hat eine Menge historischer Vorläufer. In seinem Buch »Medical Nemesis« zeigt Ivan Illich, daß in der mittelalterlichen Kunst das Bild des Todes überall gegenwärtig war. Der Tod als Skelett gehörte zu jedem Fest, zu jeder Hochzeit. Aber als ungefähr im achtzehnten Jahrhundert die moderne Medizin mit den ersten Erfolgen prahlte, stellten die Künstler regelmäßig einen Arzt zwischen den Tod und seine möglichen Opfer. Im neunzehnten Jahrhundert verschwand der Tod völlig aus den Bildern. Wir haben mit anderen Worten die Macht der medizinischen Wissenschaft zu romantisch gesehen und tun das immer noch. Wenn Sie nun ganz offensichtlich krank wurden und die Leute erinnert haben, daß es nicht nur Lachen und Strahlen auf dieser Welt gibt, fühlen Sie sich teilweise deshalb schuldig, weil Sie ein Tabu gebrochen haben.

Es wundert mich, daß wir unsere Wissenschaftler zur Erforschung der Lebensäußerungen des Menschen in die exotischsten Gegenden und Dschungel schicken, da sie doch zu Hause ein reiches Arbeitsfeld fänden. Sie würden uns wahrscheinlich versichern, daß Tabus nützlich seien, aber auch verbraucht werden können. Wenn Tabus ihren Sinn verlieren, treten sie nach und nach im allgemeinen Bewußtsein zurück. Vertrauen Sie mir und erinnern Sie sich, daß vor nicht allzulanger Zeit auch über Sexualität nicht gesprochen werden durfte.

Schuldzuweisung

Mag sein, daß Sie damit umgehen können, wie Ihre Krankheit andere beeinträchtigt. Aber hier handelt es sich um ein noch härteres Thema: Wer ist denn nun schuld daran, daß Sie krank sind? Von Kindheit an haben Sie wahrscheinlich gelernt, daß Krankheit beliebige Opfer trifft, daß sie ganz unpersönlich ist und Sie mit ihrem Auftreten nichts zu tun haben. Wir wissen z. B., daß die Ursachen für schwere Krankheiten wie Krebs und Arterienverkalkung auch in der Lebensführung liegen – das betrifft Ernährung, Training, Streßhandhabung, Umgang mit Giftstoffen –, die weitgehend bewußt oder unbewußt gewählt wurden.

Das bedeutet, daß Sie vielleicht durch Rauchen, übermäßiges Essen oder zu großen Streß zu Ihrer Krankheit beigetragen haben. Es heißt nicht, daß Sie sie verursacht haben.

Selbst wenn Sie ungesund gelebt haben, steht fest, daß bei der Entstehung von Krankheiten viele Dinge mitspielen. Es gibt nicht den einfachen Zusammenhang von Ursache und Wirkung. Schließlich bekommen eine ganze Reihe Raucher keine Lungenkrankheiten und viele Mollige keinen Bluthochdruck oder Zucker. Andersherum gilt, daß bei einigen Gesundheitsaposteln Krankheiten auftreten, die eigentlich diejenigen haben sollten, die mit ihrem Körper Raubbau treiben. Die Interpretation dieses Befundes überlasse ich Ihnen.

Ob Sie nun einen persönlichen Beitrag zu Ihrer Krankheit feststellen oder nicht, Sie sind einfach davon betroffen. Aber auch Betroffenheit ist nicht das gleiche wie Ursache. Und doch bin ich immer wieder von Menschen überrascht, die ihr Betroffensein feststellen und vom unschuldigen Zuschauer zum Hauptankläger werden. Es ist, als ob sie sich sagten: »Wenn ich diese Krankheit nicht zufällig bekam, muß ich sie selber verursacht haben.«

Ich habe es erlebt, daß Menschen mit den besten Absichten kranken Freunden und Verwandten diesen Vorwurf machen.

Nachdem Neldas Zuckerkrankheit im Krankenhaus auf Insulin eingestellt worden war, kehrte sie nach Hause zurück. Ihre erste Besucherin war Barbara, eine Freundin, die sich für Heilmethoden des »new age« interessierte.

»Nelda«, erklärte Barbara, »ich möchte, daß du einsiehst, daß du dir deine Zuckerkrankheit selber geschaffen hast, weil du mehr Süße im Leben brauchst.«

Nelda, die sich ohnehin bereits schuldig fühlte, weil sie mit ihrer Krankheit das Familienleben durcheinanderbrachte, fragte: »Was meinst du damit, ich hätte meine Krankheit selber ›geschaffen?‹ Wenn ich mehr Süße nötig habe«, sagte Nelda, »warum bist du dann nicht einfach süß zu mir? Schuldgefühle kann ich nicht gebrauchen.«

Bravo! Mehr Schuldgefühle nutzen fast niemandem etwas, deshalb gebe ich Ihnen hier ein paar Tips, wie Sie Ihre Last ablegen können:

1. *Verzeihen* Sie Ihrer Vergangenheit. Ich habe auch viel Blödsinn begangen. Heute würde ich die gleichen Dummheiten nicht mehr machen. Ich kann mir also meine vergangenen Fehler verzeihen, weil ich erkenne, daß ich damals nicht anders handeln konnte. Ich wußte weniger, war weniger einfühlsam oder voller Vorurteile. Ich habe die Wahl, ob ich an Schuldgefühlen wegen meiner vergangenen Fehler leiden oder mir statt dessen vergeben, von meinen Fehlern lernen und mich bemühen will, sie nicht zu wiederholen.

»Ich habe schreckliche Dinge getan«, sagt Milt. »Damals hielt ich sie allerdings für gut, sogar für edel. Als Soldat half ich, ein ganzes Dorf in Kambodscha auszulöschen. Als der Hubschrauber abhob, war mir, als ob mir ein Schleier von den Augen fiele. Lebhaft sah ich vor mir, was ich getan hatte, und ich wurde mir über einige Dinge klar. Erstens: Ich hatte mein Bestes getan, jedenfalls das, was ich dafür gehalten hatte. Zweitens: Ich entschloß mich, den Rest meines Lebens dazu zu benutzen, es besser zu wissen und jeden Tag dazuzulernen.«

Milt trat sofort von seinem Auftrag zurück, ließ sich entlassen, reiste nach Indien und wurde – um die lange Geschichte abzukürzen – ein Wandermönch. Er ging nach Kalkutta, wo er sich in einem Hospiz um Sterbende kümmerte. Heute betreut er Sterbende in den USA. »Ich weiß mehr über Schuld als irgendjemand, den ich kenne«, sagt Milt. »Das einzige, worüber sich jemand jemals schuldig fühlen sollte, ist die Weigerung, sich seines Lebens bewußter zu werden.«

2. Beschließen Sie, sich in der Zukunft zu verzeihen, was Sie in Ihrem heutigen Verhalten als nicht richtig erkennen. Vielleicht wirkt das, was Sie heute tun, in zehn Jahren grausam oder selbstzerstörerisch. Aber Sie werden dann ebenfalls einsehen, daß Sie vom Standpunkt Ihrer heutigen, nicht sichtbaren Begrenzungen her das Beste versucht haben.

Sie werden es leichter finden, sich selbst zu verzeihen, wenn Sie auch anderen verzeihen.

»Ich wußte immer ganz genau, warum die anderen krank wurden«, überlegte Barbara. »Dieser Lungenkrebs z. B. bestand aus unterdrücktem Schreien. Jene Dickdarmentzündung bedeutete, daß sich das Innere der Betroffenen aufbäumte. Meine Freundin Nelda bekam Zucker, weil es ihrem Leben an Süße fehlte. Ich glaubte, alle Zusammenhänge zu überblicken, aber ich bekam eine völlig neue Sehweise, als ich erfuhr, daß ich Brustkrebs hatte.

Krankheit geschieht einfach, Punkt. Wir können sie dazu nutzen, etwas über uns selbst zu lernen und es besser zu machen, aber es wäre gut für uns, wenn wir von dem Glauben abkämen, wir hätten sie verursacht.

Wir tun alle nur einfach unser Bestes. Nelda bekam ihren Zucker nicht, um ihr Leben süßer zu machen; sie hat ihn einfach, und ich kann ihr helfen, indem ich ihr Liebe gebe. Es gefällt mir nicht, daß ich Krebs habe, und er ist nicht selbstgemacht, aber er hat mich sicherlich zu einem tieferen Verständnis geführt.«

»Vorwürfe« und »Verantwortung«

Für gewöhnlich wurden diese Begriffe verwechselt, weil derjenige, der die Verantwortung für ein ungünstiges Ereignis hat, sich gleichzeitig auch Vorwürfe machen muß. Vergessen Sie das. Heften Sie statt dessen folgende Erklärung an Ihren Kühlschrank:

»Vorwürfe« beziehen sich auf die Haftung für etwas, das geschehen ist.

»Verantwortung« ist die Fähigkeit, auf eine gegenwärtige Situation zu reagieren.

Die Vergangenheit auseinanderzunehmen, ist genauso sinnlos, wie sich um die Zukunft zu sorgen, wenn man krank ist. Konzentration auf irgend etwas außerhalb der unleugbaren Tatsache, daß Sie jetzt krank sind, ist reine Kraftverschwendung.

Der vierzigjährige Junggeselle Frank gibt zu: »Ich aß Unmassen von gesättigtem Fett und betätigte mich kaum noch körperlich. Ab und zu setzte ich mich auf eine strenge Diät, die zu grausam war, um sie durchzuhalten. Ich versuchte zu joggen, bekam aber nur Spannungskopfschmerzen davon. Ich mußte mir schließlich Gedanken darüber machen, warum ich nicht besser auf mich achtete. Es dämmerte mir, daß ich mich immer voller Haß behandelt hatte! Das machte mich wütend auf meine Eltern, weil sie mir erlaubt hatten, so aufzuwachsen. Aber ich war hauptsächlich böse auf mich selbst, weil ich meinem Körper erlaubte, nur noch aus Stärkemehl zu bestehen. Eines Nachts schlug ich vor Wut beinahe mit dem Kopf gegen die Wand, als ich plötzlich erkannte, daß all meine Angst zu noch mehr Selbstvorwürfen und Selbsthaß führte. Da wußte ich, daß ich Hilfe brauchte. Ich trat in eine Männergruppe ein und lernte, daß diese Gefühle ziemlich häufig vorkommen. Es dauerte eine Weile, aber dann fing ich an, etwas positiver von mir zu denken. Und ich entdeckte, daß ich auf einmal gesünder aß und ein Bedürfnis nach sportlicher Betätigung spürte. Ich plante es nicht, es geschah einfach.«

Kämpfen oder sich ergeben?

Nachdem Sie jetzt etwas mehr Werkzeug an der Hand haben, um eine heilende Einstellung möglich zu machen, stellt sich die Frage: Wie werden Sie es gebrauchen? Werden Sie Ihre Situation freundlich annehmen oder ihr in kriegerischer Haltung gegenüberstehen? Welcher Stil funktioniert besser?

Verschiedene Studien haben gezeigt, daß diejenigen chronisch Kranken am längsten leben und die größte Lebensqualität entwickeln, die als die schlimmsten Patienten gelten. Diese »Überlebenskünstler« sind vielseitige, unabhängige Menschen, die sich über Krankenhausregeln hinwegsetzen, die Ratschläge des Arztes in Frage stellen und, soweit ich das gesehen habe, es nicht abwarten können, den Kampf gegen den Tod aufzunehmen.

Damit stehen Sie nun vor einem Widerspruch. Einerseits wissen Sie, daß es ungeduldigen Menschen besser geht, und andererseits empfehlen Ihnen Leute wie ich, Ihre Krankheit »anzunehmen«. Was sollten Sie also tun, kämpfen oder sich ergeben?

Ich rate Ihnen, tun Sie sowohl das eine als auch das andere. In Wirklichkeit gibt es keinen Gegensatz zwischen den beiden. Wenn Sie sich ausschließlich für den einen oder den anderen Teil entscheiden, würden Sie sich nicht mehr so anstrengen. Das eine ist wie ein Vitamin für das andere.

Um kraftvoll handeln zu können, müssen Sie sich zuerst ausliefern. Erst wenn Sie Ihre Krankheit angenommen haben und sich in ihr entspannt fühlen, können Sie einen realistischen Schlachtplan entwerfen. Ohne das werden Furcht und Angst nur sprunghafte, halbherzige Reaktionen zulassen. Wenn Sie Unmögliches fordern, verlieren Sie nur wertvolle Energie.

Der kräftige Bauunternehmer Bill hat Lungenkrebs. »Natürlich werde ich ihn besiegen«, erklärte er anfangs seiner Familie und seinen Freunden. Aber der Krebs breitete sich in seinem Körper aus und schwächte ihn sehr. »Macht euch keine Sorge«, sagte er zu seinen Besuchern, »ich habe immer getan, was ich mir vorgenommen hatte, und ich werde mit diesem Krebs fertig werden.«

Eines Nachts im Krankenhaus hatte er nach der Einnahme von Morphium einen schrecklichen Traum. Am nächsten Morgen erzählte er ihn einem Psychiater: »Ich träumte, ich sei so klein wie ein Sandkorn, das sich im Getriebe eines Baggers gefangen hatte. Ich sagte, ich wolle auf den Fahrersitz klettern, aber der Bagger beachtete mich nicht. Dies war das erstemal, daß mir etwas widerfuhr, das ich nicht selber steuern konnte.« Nach seiner Arbeit mit dem Psychiater kam Bill zu der Erkenntnis, daß es eine Sache gab, die seiner Kontrolle unausweichlich entzogen war – sein schließlicher Tod. »Richtig«, sagt Bill jetzt, »aber das bedeutet nicht, daß dieser Krebs mich heute fertigmacht. Und selbst wenn er das tut, geschieht das nicht gerade jetzt, denn im Moment rede ich mit Ihnen.« Statt von seinem sicheren Triumph über den Krebs spricht Bill nun viel von augenblicklichen Erfolgen.

Die Annahme Ihrer Krankheit verlangt von Ihnen etwas ganz besonders Schwieriges: die *Kontrolle über Ihren Verstand*.

Der Verstand – Sie erinnern sich – wiederholt nur immer seine gleiche Litanei, daß alles beständig sei. Er widersteht jeder Veränderung, besonders der, selber ausgeschaltet zu werden. Ihr Kopf wird darauf bestehen, daß Sie nicht krank sein und auch nicht sterben wollen, Sie möchten Ihr altes Leben zurückhaben und so weiter. Die Wirklichkeit wird verdrängt. Auf Dauer bedeutet dies eine Art von seelischem Katz-und-Maus-Spiel, das Sie zwangsläufig erschöpft. »Wir sind dem Feind begegnet«, sagt eine bekannte Comicfigur, »und er ist wir selber.« Viele Menschen haben mir ihr Leiden als das schrecklichste und das lehrreichste Abenteuer ihres Lebens beschrieben.

Im Alter von siebenundvierzig Jahren meinte Ruth, verrückt zu werden. Sie wollte nicht glauben, daß die Hormonveränderung der Wechseljahre für ihre extremen Gemütsschwankungen verantwortlich sein könnte. An einem Tag war sie voller Energie und Kreativität, am nächsten dachte sie über Selbstmord nach. Hormontabletten verbesserten ihre Beschwerden nur wenig, verstärkten vielmehr bei ihr das Gefühl, daß sie außerdem noch verrückt sei. Ein Arzt, der sie untersuchte, meinte, sie sei manisch-depressiv, und empfahl eine Lithiumbehandlung. Schließlich fand Ruth eine Psychotherapeutin, die kürzlich selber in die

Wechseljahre gekommen war und unter ähnlichen Beschwerden und Ängsten gelitten hatte. Sie empfahl Ruth, ihre Gemütsschwankungen nicht als Krankheit, sondern als normale, wenn auch lästige Nebenerscheinung der hormonellen Veränderung dieser Jahre zu betrachten. Nachdem diese Übergangszeit nun vorbei ist, berichtet Ruth: »Am schrecklichsten dabei war die Angst, ich würde meinen Verstand verlieren. Das war schlimmer als die Gemütsschwankungen selbst. Aber meine Therapeutin brachte mir bei, über die schlimmsten Ängste nachzudenken und sie zu beobachten, ohne mich in sie zu verfangen. Nach einer Weile war ich tatsächlich fähig zu erkennen, daß es über meinen Verstand hinaus noch mich selbst gibt. Neben der Erziehung meiner Kinder war dies das Schwerste, das ich jemals leisten mußte. Ich habe heute im Auto einen Aufkleber mit der Aufschrift: ›Schmerzen sind nicht zu vermeiden, das Leiden daran geschieht freiwillig.‹«

Durch Ihr Leiden lernen

Wenn Sie die Fallbeispiele dieses Kapitels noch einmal lesen, werden Sie ein einheitliches Thema darin finden: Alle diese Menschen lernen intensiv aus der Krankheit. Es ist sinnvoll, sich bewußt zu machen, daß sie ihre Lernerfahrungen nicht gemacht hätten, wenn sie nicht krank geworden wären.

Die meisten Menschen, die durch ihr Leiden weise geworden sind, werden sich fragen, ob sie das auch, ohne krank zu werden, hätten lernen können. Daraus entsteht natürlich die nächste Frage: Was kann ich jetzt lernen, ohne krank zu werden?

Ein Komödiant sagte einmal: »Der Tod ist die Art und Weise, in der die Natur dir mitteilt, daß du langsamer machen sollst.« Ist Krankheit eine gute Lektion, oder ist sie nur eine Randerscheinung oder ein kosmischer Irrtum? Krankheit selbst betrachte ich nicht als einen Weg, weise zu werden, aber ich sehe in ihr eine deutliche Gelegenheit für Sie, mehr von der in Ihnen verborgenen Weisheit zu entdecken. Natürlich ist das nur meine persönliche Ansicht, denn es gibt keine klare Erkenntnis dessen, was Krankheit »wirklich« ist. Sie müssen Ihre eigenen Schlußfolgerungen ziehen und danach handeln.

Übung: Zeichnen Sie Ihr Leiden und Ihre Heilung

Diese Übung dient dazu, die feineren Züge Ihres Leidens zu entdecken, die Sie bisher nicht bemerkt haben, beispielsweise Einstellungen, die durch Ihre Krankheit entstanden. Von Übungen in anderen Kapiteln unterscheidet sie sich dadurch, daß sie nicht als Beruhigungstraining gedacht ist. Sie soll im Gegenteil Ihren *Geist anregen;* ich bitte Sie darin, Ihre Vorstellungskraft, so weit sie nur können, auszudehnen.

Vergleichen Sie die Lehren, die Ihr Leiden Ihnen erteilen muß, mit den Vorgängen beim Angeln. Sie können dabei am Ufer sitzen und darauf warten, daß ein Fisch aus dem Wasser springt und zu Ihren Füßen niederfällt. Es wäre allerdings leicht möglich, daß Sie dabei verhungern.

Auch der umgekehrte Weg ist möglich. Statt darauf zu warten, daß die Bilder zu Ihnen kommen, gehen Sie auf die Suche danach. Die folgende Übung ist eine Suche nach Antworten auf die Fragen: Worin besteht Ihre Krankheit? Und was würde Ihre Heilung bewirken?

Die einzige Grundregel besteht darin, daß Sie diese Übung wie ein kindliches Spiel betrachten. Das heißt: Widerstehen Sie der Versuchung, Ihre künstlerischen Fähigkeiten zu kritisieren oder sie in ihrem Ausdruck zu behindern.

1. Sorgen Sie für dreißig Minuten *Ruhe und Ungestörtheit.* Darüber hinaus brauchen Sie nur zwei Blätter Papier (zwei Seiten aus Ihrem Krankheitstagebuch reichen völlig) und verschiedene Malstifte oder bunte Kreiden.

2. Verwenden Sie zehn Minuten darauf, ein *»Bild Ihres Leidens«* zu malen. Stellen Sie dar, was Ihre Krankheit für Sie bedeutet. Wenn sie ein Gegenstand wäre, wie würde er aussehen? Wie groß wäre er? Welche Farben hätte er? Ist die Krankheit wie ein Dinosaurier? Wie eine Explosion? Eine Regenwolke? Oder malen Sie, wie Sie mit dieser Krankheit aussehen. Fühlen Sie sich durch sie klein, verletzt, entstellt, verlassen? Bringen Sie alle Dinge ein, die Sie für wichtig halten. Vielleicht möchten Sie Familienmitglieder in Ihr Bild einfügen oder auch nicht. Auch wenn Sie nur Strichmännchen zeichnen können, ist das in Ordnung.

Diese Übung ähnelt derjenigen am Schluß des zweiten Kapitels. Sie übersetzen ein Gefühl in einen bildlichen Ausdruck. Diesmal erweitern Sie die reine Vorstellung, indem Sie diese sichtbar machen. Im Idealfall schaffen Sie ein Bild von solch gefühlsmäßiger Genauigkeit, daß ein außenstehender Beobachter empfinden kann, was Sie empfinden.

Phyllis, die eine seltene Form von Knochenmarkskrebs hat, beschreibt ihre Zeichnung folgendermaßen: »Ich habe einen Heiligenschein und Hörner, aber keine Ohren oder Gesichtszüge. Ich trage das Verwundetenabzeichen meines Sohnes (er gab es mir bei meiner Lungenoperation). In meinem Bauch ist ein verstecktes Herz. Meine Füße zeigen in unterschiedliche Richtungen. Mein Brustbereich ist blau. Meine Arme sind grün, möglicherweise bedeutet das Wachstum. Während meine Beine farblos zu sein scheinen, sind meine Füße braun.«

3. Verwenden Sie zehn Minuten darauf, ein *»Heilungsgemälde«* herzustellen. Wie wird Ihr geheiltes Leben aussehen? Wird es dort einen Regenbogen geben, Einhörner, einen stillen Teich? Werden Sie größer aussehen, von anderer Farbe, gelassener? Auch dieses Bild kann Personen enthalten, muß es aber nicht. Stellen Sie fest, welche Teile Ihres Bildes besonders wichtig sind, um Ihren geheilten Zustand auszudrücken. Wenn Sie sich beim Malen Ihres Krankheitsbildes vielleicht traurig oder ängstlich gefühlt haben, geht es Ihnen möglicherweise besser, wenn Sie Ihre Heilung malen.

»Der Heiligenschein und die Hörner bleiben, aber ich habe ein Gesicht, das sehr lebhaft wirkt. Ich habe Ohren. In meinem Körper ist Bewegung. Ein starkes rotes Herz sitzt am richtigen Platz. Wieder gibt es in meinen Armen und Beinen »wachsendes« Grün. Meine Füße arbeiten harmonisch zusammen und gehen Stufen hinauf. Mein Körper ist lichterfüllt und hat eine geistige (blaue) Ausstrahlung.

4. In Ihrem Krankheitstagebuch *beschreiben und erklären* Sie jetzt jedes Bild. Beschreiben Sie dann den Unterschied zwischen beiden Bildern. Das eine schildert Ihre augenblickliche Haltung gegenüber Ihrem Zustand, das andere, wie Ihre Einstellung im Idealfall aussehen sollte. Wenn Ihnen die Veränderung deutlich wird, werden Sie den Weg erkennen, der zu Ihrer Heilung führt.

»Das erste Bild läßt mich vermuten, daß ich steckengeblieben bin, keine Gefühle zu zeigen versuche und mich verletzlich fühle. Meine Füße sind braun – Füße aus Lehm? Die zweite Gestalt sieht lebendig aus, beweglich und fließend. Welche ist nun mein wahres Ich?

Ich bin natürlich beide. Mein erstes Bild erinnert mich daran, wie ich mich ständig selbst verurteilt habe, wie ich traurig, unsicher, unbeweglich war. Mein zweites Bild zeigt immer noch die Selbstverurteilung, aber ich bin viel warmherziger, aufnahmebereiter, beweglicher. Übungen wie diese haben mir geholfen, liebevoller mit mir selbst und damit auch mit anderen umzugehen.«

5. Wie bei der Übung in Kapitel zwei sollten Sie jemanden bitten, Ihnen zu sagen, was er oder sie in den beiden Bildern sieht, die *Unterschiede* und eine *Gesamtbeurteilung*. Notieren Sie diese Information in Ihrem Tagebuch zusammen mit Ihrer Bewertung dieses Kommentars. Stimmen Sie damit überein oder nicht? Fand er oder sie Inhalte, die Sie nicht bemerkt hatten?

6. Heben Sie die Zeichnungen als Teil Ihres Tagebuches auf. Wiederholen Sie die Übung nach einem Monat. Vergleichen Sie das, was Sie heute gelernt haben, mit dem, was Sie später entdecken werden.

Ihre Krankheit und andere Menschen

Leiden verändert Gewohnheiten

Die Gewohnheiten, über die ich hier spreche, beziehen sich auf den Umgang mit anderen Menschen. Nehmen Sie das Verhalten innerhalb einer Familie. Sie sprechen vielleicht mit Ihrem Mann niemals über den Tod, weil er auf das qualvolle Sterben seiner Mutter so erschreckend und so angstvoll reagiert hat. Vermuten wir einmal, Sie werden automatisch zornig, wenn Ihre Kinder mit einem neuen schmutzigen Ausdruck nach Hause kommen. Nehmen wir an, Sie geben den unvernünftigen Ansprüchen Ihrer Mutter immer nach, weil Sie in früher Jugend gelernt haben, ihre Gefühle nie zu verletzen. Obwohl Sie die Ansprüche erfüllen, mögen Ihnen diese Gewohnheiten nicht bewußt sein, aber sie sind trotzdem vorhanden.

Jetzt stellen Sie sich einmal vor, daß Ihr Mann eine schwere Krankheit bekommen hat, die es erfordert, über seinen möglichen Tod nachzudenken. Wie streng werden Sie das Thema vermeiden? Oder Ihr Kind lernte das neue schmutzige Wort, als es im Krankenhaus lag. Wie böse werden Sie werden? Oder Ihre Mutter bekommt die Alzheimersche Krankheit, und ihre Forderungen an Sie werden immer tyrannischer und unsinniger? Wie werden Sie jetzt darauf reagieren? Mit anderen Worten: Werden Sie Ihre bequemen, durch die Zeit bewährten Gewohnheiten in Frage stellen?

Wenn Sie Ihr eigenes soziales Verhalten, Ihr eigenes »Ich« verstehen wollen, müssen Sie alle Ihre Gewohnheiten erkennen, einschließlich derer, die Ihnen nicht bewußt sind. Ihr gewohnheitsmäßiges Verhalten gibt Aufschluß darüber, was für ein Mensch Sie sind.

Ihre Gewohnheiten zu überprüfen, ist also keine kleine Angelegenheit, es erschüttert die Grundlage Ihrer Persönlichkeit. Deswegen widerstehen wir alle so heftig jeder Veränderung. Dutzende schwerkranker Menschen haben mir gesagt: »Helfen Sie mir, Herr Doktor, ich will alles tun!« Diese Bitte drückt oft mehr Verzweiflung als Antrieb aus, da es sehr bald deutlich wird, daß viele von ihnen alles tun – außer natürlich, die einfachsten Gewohnheiten zu ändern.

Richard suchte den Arzt auf wegen Schmerzen im Kopf und im Bauch. »Es tut dauernd weh«, klagte er. »So kann ich nicht leben. Zusammen mit allem übrigen ist es einfach zuviel zu ertragen. Ich bin ganz verzweifelt!« Der Arzt stellte sowohl ziemlich hohen Blutdruck als auch ein Magengeschwür fest. Er riet Richard: »Ihr Körper gibt Ihnen ein Zeichen, daß Sie so nicht weitermachen können. Sie werden einen Weg finden müssen, um aus der ›Schnellspur‹ herauszukommen.« Richard versprach, langsamer zu tun, und fing an, Entspannungsmethoden zu erlernen. Aber er kam damit nicht weit. »Ich habe mir ein Tonband mit Entspannungsübungen gekauft und höre es mir jeden Tag an, aber ich kann mich einfach nicht entspannen«, gibt er zu. »Jedesmal, wenn ich es versuche, wiederhole ich mir ständig all die Dinge, die ich noch tun muß. Ich gebe zu, die Durchführung meiner täglichen Aufgaben schien wichtiger zu sein als die Entspannung. Also wechselte ich den Arzt. Ich muß jetzt eine Menge Medikamente nehmen, und ich leide unter einigen Nebenwirkungen, aber ich kann wenigstens mein normales Leben führen.«

In »Interviews mit Sterbenden« beobachtet Elisabeth Kübler-Ross, daß Menschen, die dem Tod nahe sind, eine voraussagbare Reihe gefühlsmäßiger Stufen durchmachen. Dazu gehören:

1. Das *Nichtwahrhabenwollen:* »Ich doch nicht, die haben mich mit einem anderen Patienten verwechselt.«
2. *Zorn:* »Warum denn gerade ich? Warum nicht der widerliche Typ, der unten in der Straße wohnt?«
3. *Verhandeln:* »Ich werde alles Gemüse essen, wenn Sie mir nur noch zwei Jahre geben.«
4. *Depression:* »Ach, wozu ist das alles noch gut?«

Wenn diese und andere Reaktionen erfolgreich durchlaufen werden, bleibt das übrig, was sie 5. *Zustimmung* nennt: eine leidenschaftslose Erkenntnis der Situation, eine Zeit der Ruhe, die Ansätzen zur Heilung Raum gibt.

Die Beobachtungen von Kübler-Ross sind für alle größeren Schwierigkeiten gültig, auch für Autounfälle, Verlust der Stellung, Fehlgeburten und Dopingkontrollen.

Eine Depression drückt Ihre Trauer über das aus, was Sie verloren haben. Wie auch immer die aktuelle Situation aussieht, dies ist der Punkt, an dem Sie anfangen, ein neues Leben aufzubauen.

Die Diagnose, das Fortschreiten oder Wiederauftreten von chronischem Leiden wird natürlich Ihre Gefühle zum Schwanken bringen. Es würde mich sogar erschrecken, wenn jemand, der Gelenkentzündung, Krebs oder Schüttellähmung hat, nicht sehr verwirrt wäre (ich würde vermuten, daß er sich im Zustand des Nichtwahrhabenwollens befindet). Ein gefühlsmäßiger Wirbelsturm ist eine normale Erscheinung bei chronischem Leiden.

Eine Auswirkung chronischer Krankheit wurde bisher selten beschrieben, nämlich die Tatsache, daß nicht nur Sie, die kranke Person, einem Gefühlssturm ausgesetzt sind, sondern auch jeder in Ihrer Umgebung. Ihr soziales Verhaltensmuster war mehr oder weniger mit dem Ihrer Familie, Ihrer Freunde und Kollegen vermischt. Indem Sie Gewohnheiten verändern, werfen Sie Steine in eine Maschinerie, die über Jahrzehnte hinweg so fein eingestellt war. Jeder in Ihrer Umgebung durchläuft ähnliche Stationen, wie Kübler-Ross sie beschreibt.

Und alle Leute in Ihrer näheren Umgebung werden natürlich auch eine Art Depression durchmachen, obwohl sie selber von der Krankheit gar nicht betroffen sind. Ihre Freunde und Verwandten trauern nicht nur um das, was Sie verlieren, sondern was in ihnen selber passiert.

Man hat mir in der Medizin beigebracht, daß Krankheit nichts anderes ist als ein *Mißgeschick,* von dem unschuldige Menschen zufällig heimgesucht werden. In der Tat verhalten wir uns, als ob eine Bakterie oder ein bösartiges Gewächs uns aus einer Herde ausgesondert und für einen Überfall besonders markiert hätte. Wir halten Krankheit für eine dämonische Besessenheit, einen persönlichen Fluch. Und wir kaufen uns weißbekittelte Zauberdoktoren, damit sie uns die bösen Geister austreiben.

Aber offensichtlich ist es nicht so einfach. Die Krankheit betrifft nicht nur den Kranken, sie hat tiefere soziale *Auswirkungen.* Krebs ist nicht einfach ein bösartiger Zellhaufen. Sie verstehen ihn vielleicht besser, wenn Sie ihn als eine Bombe betrachten, die in Ihrem

Wohnzimmer hochgegangen ist. Diese einfache Erweiterung Ihres Verständnisses wird Sie fähig machen, so heilsam wie möglich auf die Menschen in Ihrem Leben zu reagieren.

Ihr Leiden und Ihr Ehepartner

Ihr Ehemann oder Ihre Ehefrau sind gegenüber Ihren Leiden besonders verletzlich, da er oder sie gewöhnlich das ist, was man Ihren »vorrangigen Fürsorger« nennt. Das heißt, der Ehepartner ist wahrscheinlich derjenige, der kocht, putzt, Sie befördert, Besucher aussucht, die Aufgaben plant und Sie vielleicht sogar wäscht und zu Bett bringt.

Ihre Veränderungen – körperlich und seelisch – bedeuten diesem Menschen mehr als jedem anderen, denn er sieht Sie in Ihrer größten Hilflosigkeit, während er gleichzeitig ein Idealbild von Ihnen beibehält. Schließlich war er von Ihnen beeindruckt genug, um sein Leben mit Ihnen teilen zu wollen.

Romantische Empfindungen darf man nicht unterschätzen; sie helfen, die Wirklichkeit zu erklären. Denken Sie zum Beispiel an die Zeit zurück, in der Sie sich verliebten. Erinnern Sie sich, wie Leberflecke zu »Schönheitsmerkmalen« und Falten zu »Lachlinien« wurden!

Aber vielleicht haben die Auswirkungen Ihres chronischen Leidens Sie von dem romantischen Bild entfernt, das Ihr Partner oder Ihre Partnerin von Ihnen hat. Ihnen fehlt vielleicht die Energie, die er oder sie an Ihnen bewunderte. Sie bekommen vielleicht einen Ausschlag im Gesicht, der Ihren Partner oder Ihre Partnerin abstößt. Er oder sie reagiert auf Ihre Abhängigkeit möglicherweise mit Ablehnung statt mit fröhlicher Selbstverständlichkeit.

Hier ist folgendes geschehen: Ihr Partner oder Ihre Partnerin hat gemerkt, daß er oder sie meßbare und gefühlsmäßige Wirklichkeit nicht länger miteinander in Einklang bringen kann. Die Empfindungen müssen anders eingeordnet werden. Es ist außergewöhnlich, daß ein chronisches Leiden eine Ehe nicht belastet.

Menschen, die jahrzehntelang zusammenleben, durchdringen ihr gegenseitiges Leben gründlich, und eine chronische Erkrankung wird sich voraussichtlich am gewohnten Umgang miteinander ausrichten. Kaum eine Seite des gemeinsamen Lebens bleibt unberührt: Zuneigung, Führungsrolle, Umgangsgewohnheiten, sexuelle Beziehung, Einkommensquelle, Verhältnis zu den Kindern und Eltern, Bedürfnis nach Freundschaften mit anderen und so weiter.

Machen Sie sich die körperlichen Schwierigkeiten Ihres Partners oder Ihrer Partnerin klar. Wenn Sie ein Mann sind und nicht arbeiten können, muß vielleicht Ihre Frau sich einen Job suchen. Sie können das Haus nicht putzen, also muß Ihre Frau es zwischen Heimkommen und Essenkochen tun. Sie ist nicht nur gefühlsmäßig von Ihrer Krankheit betroffen, sondern auch noch ernsthaft körperlich erschöpft. Wird es Sie dann überraschen, wenn sie anfängt, unfreundlich zu Ihnen zu sein? Werden Sie sich wundern über Ihre eigenen Schuldgefühle?

Es ist entscheidend, daß man den Prozeß nicht einseitig sieht. Es gibt jede Menge verborgene Möglichkeiten. Da die vertrauten Linien der Beziehung sich verschoben haben, sehen Sie und Ihr Partner oder Ihre Partnerin die Dinge vielleicht auf eine neue Weise. Es kann sein, daß Sie einen ganz neuen Blick für – sagen wir – Ihre Neigung zur Abhängigkeit entwickeln und Einfälle bekommen, wie man sie zutreffend ausdrücken kann. Ihr Partner oder Ihre Partnerin stellt vielleicht fest, daß alte Vorbehalte gegen Sie unerwartet wieder auftauchen, und kann dann frei entscheiden, ob es noch nötig ist, sie weiter zu hegen. Sie beide finden möglicherweise eine größere Nähe zueinander. Auf jeden Fall werden Sie Dinge in Ihrer Beziehung entdecken, die Ihnen verborgen geblieben wären.

Hier ist also die schlechte Nachricht: Ihr gemeinsames Leben kann sich völlig ändern.

Und dies ist die gute Nachricht: Ihr gemeinsames Leben kann sich völlig ändern.

Was können Sie tun, nachdem Sie wissen, was Sie an Unsicherheiten erwartet? Ich kann Ihnen keine vollständige Liste aller möglichen Probleme und Lösungen geben, aber hier sind ein paar Hinweise, die Sie vielleicht hilfreich finden:

Auch wenn man Ihnen das Gegenteil versichert, sollten Sie davon ausgehen, daß Ihr Leiden, als ein bedeutsames Ereignis, Ihre Ehe tief betrifft.

> *Jessica hatte Krebs und mußte sich die Brust amputieren lassen. Nun fürchtete sie, daß ihr Mann Jerry sie deswegen sexuell nicht mehr attraktiv finden würde. Als sie ihn danach fragte, erklärte er, es mache keinen Unterschied. Aber er blieb immer länger im Büro und kam manchmal erst nach Hause, wenn Jessica schon schlief. Als sie ihm das vorhielt, versicherte er noch einmal, daß ihr Leiden, was ihn beträfe, keinen Einfluß auf ihre Beziehung habe. Zwei Monate nach ihrer Operation gab er zu: »Ich muß es dir sagen. Ich komme nicht damit zurecht. Ich verlasse dich.« Heute, ein Jahr nach der Scheidung, sagt Jessica: »Wenn ich zurückdenke, ist es wahrscheinlich das Beste, was mein Krebs bewirkte.«*

Rechnen Sie damit, daß Ihre eheliche Beziehung sich auf unvorhergesehene Weise *verändern* wird, und nehmen Sie nicht automatisch an, daß alle Veränderungen in der Beziehung negativ sind. Einige sind mit Sicherheit für Sie beide sehr hilfreich.

> *Charles hatte den Eindruck, daß Neldas Gelenkentzündung ihre Neigung zum Jammern verstärkte. Er spürte, daß er wütend auf sie wurde, und sagte ihr offen heraus: »Andere Leute bekommen auch Arthritis und finden trotzdem nützlichere Dinge zu tun, als den Tag mit Jammern zu verbringen.« Nach dem ersten Schreck sah Nelda ein, daß Charles recht hatte. Dies war ein Zug ihrer Persönlichkeit, der ihr vorher nicht aufgefallen war und der ihr mit Sicherheit nicht gut tat: »Ich hörte nicht gänzlich auf zu jammern«, erinnert sie sich, »aber ich stellte das meiste ab und verbrachte mehr Zeit bei ehrenamtlicher Tätigkeit für andere. Wenn Charles nicht explodiert wäre, hätte ich nicht gemerkt, wieviel Zeit ich mit Jammern verschwendete.«*

Ihr Partner braucht freie Zeit für sich. Nehmen Sie kein »nein« von ihm hin.

Reden Sie immer wieder über Schwierigkeiten.

Erinnern Sie sich gegenseitig daran, wen Sie geheiratet haben. Der Körper verändert sich, wie man weiß; im einen Zustand ist er elastisch, im anderen schlaff. Das mag anziehend oder abstoßend sein, jedenfalls sollten wir nicht vergessen, daß er nun einmal altert, während Wesensmerkmale wie Großzügigkeit, Sinn für Humor, Liebenswertheit, die weniger von der Krankheit betroffen sind, fortbestehen.

»Dave berührte mich ein ganzes Jahr nicht, nachdem mir ein künstlicher Darmausgang gelegt worden war«, vertraut mir Sally an. *»Er schwor, daß diese Veränderung in meinem Aussehen unwichtig sei, aber er war offensichtlich abgestoßen.«* Zwei Monate, nachdem Sally eine Psychotherapie angefangen hatte, bekam Dave Kehlkopfkrebs.

»Ich war erstaunt, daß Sally mich immer noch liebte«, sagt Dave mit seinem elektronischen Sprechgerät. *»Ich dachte, sie wäre abgestoßen durch den Verlust meiner Stimme, aber ich lernte, daß sie mich wirklich aus tieferen Ursachen liebte. Und dann wurde mir klar, was für ein Theater ich um ihren künstlichen Ausgang gemacht hatte und wie wenig er mit ihrer Persönlichkeit zu tun hat.«*

Verbringen Sie täglich ein wenig ruhige Zeit miteinander. Die Dauer ist nicht so wichtig wie die Gestaltung. Es ist nicht nötig, daß Sie sich etwas Besonderes vornehmen, Sie müssen nicht einmal miteinander sprechen. Gehen Sie spazieren, schauen Sie zusammen nach den Vögeln, lesen Sie sich vor oder halten Sie sich einfach nur an den Händen. Nichts dauert ewig.

Ihre Krankheit und Ihre Kinder

Ob im Guten oder im Schlechten, Familien sind im allgemeinen wie gutgeölte Maschinen. Es ist gleichgültig, ob es dabei liebevoll und hilfreich oder krankmachend und erbärmlich zugeht. Tatsache ist, daß die Familien bestimmte, gewöhnlich nicht wahrnehmbare Regeln für ihre Mitglieder entwickeln, wie sie miteinander umzugehen haben.

»Tim und ich pflegten rund um die Uhr jede Minute zusammenzusein«, erinnert sich Pauline. *»Aber dann verlangte unser erstes Kind einen großen Teil meiner Aufmerksamkeit, so daß wir nicht mehr so viel Zeit miteinander verbringen konnten. Beim zweiten Kind wurden die Anforderungen noch größer. Tim und ich sahen uns kaum – manchmal nur spät am Abend, wenn wir beide müde waren. So ging es jahrelang, und wir dachten uns nichts dabei. Wenn Tim zu Hause ist, verbringt er seine Zeit mit sich selber oder mit den Kindern. Es ist, als ob wir uns heute kaum noch kennen würden. Ich möchte gern wissen, wie es so weit kommen konnte.«*

Die vielfältigen Familiengewohnheiten sind von besonderer Bedeutung für die Kinder. Da sie wenig Erfahrungen haben und sehr abhängig sind, gibt es für sie wenige tiefe Beziehungen außerhalb ihrer Familie. Deshalb ist eine Veränderung im Kräftespiel einer Familie eine ziemliche Revolution im Leben eines Kindes.

Da ihnen keine inhaltlichen Vergleiche zur Verfügung stehen, sind Kinder geneigt, alles was geschieht als normal zu betrachten. Das ist natürlich nicht unbedingt schlecht.

Jill ist Therapeutin; sie betreut Sterbende. Ihre Patienten betrachten sie mehr als Freundin denn als berufsmäßige Helferin und stimmen gewöhnlich Jills Bitte zu, ihre achtjährige Tochter Jessica mitbringen zu dürfen. Jessica hat inzwischen am Bett von Dutzenden von Sterbenden gestanden. »Einige meiner Freunde finden das ein bißchen unheimlich«, sagt Jessica. »Sie glauben, Sterben hat etwas zu tun mit Monstern und Geistern. Ich erzähle ihnen einfach, daß es keine große Sache ist.«

Die Art, wie Kinder mit chronischen Krankheiten in der Familie umgehen, hängt davon ab, wie die Familie sonst funktioniert. Eine Familie, in der man miteinander spricht, wird wahrscheinlich nicht solche Veränderungen hervorrufen, die zwanzig Jahre später eine Therapie nötig machen. Aber eine Familie, in der Kämpfe, Geheimnisse, Tabus und andere Störungen überwiegen, wird unausweichlich auch die Krankheit mit den gleichen alten Gewohnheiten umgeben. Das Wohlbefinden eines Kindes ist also abhängig von der gesamten Familiensituation.

Hier sind ein paar Leitlinien, wie Sie die Reaktionen Ihrer Kinder überwachen und beeinflussen können:

1. Erwarten Sie das *Unerwartete*. Es können viele Arten von Gefühlen auftauchen, auch solche, die anfangs ungehörig erscheinen. Kinder können weinen, schreien, Wutanfälle bekommen oder fürchterlich albern werden, und zwar oft ohne Ankündigung. Genau wie Erwachsene reagieren auch sie häufig mit körperlichen Beschwerden auf ihre Gefühle. Selbst meßbare Reaktionen wie Fieber und Erbrechen treten auf. Bevor Sie also zum Arzt mit ihnen gehen, versuchen Sie erst einmal, vorsichtig herauszufinden, was sie fühlen. Überraschungen sind dabei an der Tagesordnung.

Jennie und Steve hatten einen ruhigen Urlaub geplant. Jennie, die unter chronischer Migräne litt, wollte herausfinden, ob ein paar Tage Ruhe die Einnahme von Medikamenten erübrigen würden. Martha, ihre sechsjährige Tochter, sollte bei ihrer Lieblingstante bleiben. Als ihre Eltern packten, verkündete Martha, sie fühle sich nicht wohl und erbrach sich schließlich auf ihrem Bett. Sie hatte hohes Fieber. Steve, selber Arzt, konnte dafür keine Ursache feststellen. Sie sagten also ihre Urlaubspläne ab und versuchten an den folgenden beiden Tagen – mit wenig Erfolg –, Marthas Fieber herunterzudrücken. Schließlich stellte ein befreundeter Kinderarzt einen bakteriellen Infekt fest, der sehr schnell auf Antibiotika reagierte. Steve sagte dazu: »Es ist komisch mit Martha. So krank wie sie war, fragte sie doch immer wieder, ob es Mama besser ginge. Es ist, als ob Martha krank geworden wäre, weil sie Angst davor hatte, daß Jennie fortging.«

2. Betrachten Sie Rückschritte als Zeichen von *Streß*. Kleine Kinder benehmen sich im allgemeinen kindisch, wenn sie eine Situation nicht bewältigen. Sie vergessen ihre Manieren, ihr Wortschatz wird geringer, sie nässen das Bett und fangen wieder an, Daumen zu lutschen. Dieses Verhalten bedeutet nicht, daß ihre Entwicklung rückwärts verläuft, sondern es ist lediglich ein Warnsignal, daß es ihnen schlecht geht. Erkennen Sie es als einen Hilferuf, sie aus der Streßsituation zu befreien.

Eine Verschlimmerung von Mollys rheumatischer Gelenkentzündung machte sie unfähig, die fünfjährige Amy hochzuheben. Molly, der dieser Kontakt genauso fehlte wie Amy, erklärte ihr: »Liebling, ich würde dich so gern auf den Arm nehmen, aber ich habe dann so schreckliche Schmerzen im Rücken.« Während der nächsten Tage klagte Amy über undeutliche Beschwerden beim Laufen. Eines Morgens verkündete sie mit Grabesstimme: »Mama, heute kann ich überhaupt nicht laufen. Jetzt mußt du mich tragen.« Molly weinte fast den ganzen Morgen, verbrachte aber den Nachmittag mit Amy zusammen im Bett und las ihr vor. Am Abend lief Amy herum und brachte ihrer Mutter Essen und Saft.

3. Suchen Sie sich die *Hilfe von Fachleuten* für Ihr Kind, wenn eine Gefühlsäußerung oder ungesundes Verhalten chronisch wird. Ver-

weigerung, Wut, Angst, rückschreitende Entwicklung, Orientierungslosigkeit und all die anderen Reaktionen, die auftreten können, sind bei Erwachsenen und Kindern gleichermaßen vorübergehend oder leicht zu behandeln, wenn angemessen darauf reagiert wird. Wenn ein Kind aber zum Beispiel Tag für Tag voller Ängste ist, trotz der besten Bemühungen anderer Familienmitglieder, sollten Sie bei Fachleuten Hilfe suchen. Das gilt besonders für die Depression.

Simone, eine achtunddreißigjährige alleinstehende Mutter mit Asthma, strengte sich gewaltig an, um ihre neunjährige Tochter gut zu betreuen und gleichzeitig ihrer verantwortungsvollen Stelle bei einer Bank gerecht zu werden. Jedesmal, wenn sie einen Asthmaanfall bekam, überlegte sie, ob er wohl durch den Streß ausgelöst wurde, unter dem sie stand. Simone merkte, daß Sadie an Gewicht zunahm. Sie erfuhr, daß das Kind seit Monaten zwanghaft aß und zwischen den Mahlzeiten riesige Mengen von Süßigkeiten verschlang. Sie sprach darüber mit Sadie, aber alles, was sie herausbekam, war, daß Sadie sich wünschte, ihre Mutter wäre mehr zu Hause.

Wenn sie nicht arbeitete, verbrachte Simone deutlich mehr Zeit mit ihrer Tochter. »Aber es half nicht viel«, erklärte sie. »Sadie nahm weiter zu, und ich bekam noch öfter Asthmaanfälle.« Als Simone schließlich einen Therapeuten aufsuchte, lernte sie, daß ihre wichtigste Aufgabe darin bestand, ihre Tochter zu unterstützen. Die Hilfe, die Sadie brauchte, mußte sie ihr zu Hause persönlich geben. Bisher hatte sie sich ganz auf die finanzielle Unterstützung konzentriert. Außerdem erkannte sie in Sadies Freßsucht eine verschlüsselte Botschaft, daß sie nach Nahrung hungerte, obgleich ihre materiellen Bedürfnisse mehr als befriedigt wurden. Simone organisierte eine mehrmonatige Arbeitspause. Während sie von ihren Ersparnissen lebten, hatten die beiden eine herrliche Zeit zusammen, und Sadies Gewicht normalisierte sich wieder.

4. Lesen Sie noch einmal meine Vorschläge, was Sie und Ihr Partner tun können, um Ihre Beziehung zu schützen. Sie sind auch auf Sie und Ihre Kinder anwendbar. Da chronische Krankheit das Familienleben in Bewegung bringt, warum sollte man diese Bewegung nicht so steuern, daß man vernünftiger miteinander umgeht?

Ihre Krankheit und Ihre Freunde

Auch hier gilt: *Niemand bleibt unbeteiligt.* Jeder ist auf irgendeine Weise von Ihrer Krankheit betroffen. Alte Familienfreunde, Angelkumpane, Kartenspielpartner und Bürokollegen werden ohne Ausnahme ganz persönlich reagieren. Sie mögen ihre Reaktion zeigen oder nicht, aber vorhanden ist sie in jedem Fall.

Freunde können verwirrt sein. Vielleicht kennt man Sie bisher als Partynudel oder Witzemacher, und nun sind Sie ganz offensichtlich anders. Wie sollen sie sich nun verhalten?

Freunde können Angst bekommen. Offen gesagt, Ihre Krankheit kann sie zu Tode erschrecken. Vielleicht denken sie, es sei ansteckend, oder es erinnert sie an Dinge, die sie verdrängt haben. Vielleicht möchten sie nicht mit ihrer eigenen Depression konfrontiert werden. Vielleicht überlegen sie sich, daß Sie beim Bürofest nicht dabei sein werden. Vielleicht wirkt Ihre Krankheit auf sie wie ein unausgesprochener Abschied. Sie stellen also fest, daß einige alte Kumpel Ihnen nicht in die Augen sehen oder sogar nicht mehr vorbeikommen, und die Leute im Büro vergessen, Sie zum jährlichen Picknick einzuladen.

In traurigen Situationen wie diesen ist es wichtig, sich daran zu erinnern, daß das Verhalten anderer Menschen von deren eigenen Lebensvorstellungen abhängt und nicht unbedingt etwas damit zu tun hat, was Ihnen augenblicklich widerfährt.

In den meisten Fällen lieben Ihre Freunde Sie jedoch. Sie können es kaum ertragen, Ihre Schmerzen mitanzusehen oder über Ihren Tod nachzudenken. Sie werden Ihnen die neuesten Diätvorschläge machen. Sie werden sich telefonisch bei besonders fortschrittlichen Kliniken informieren. Sie werden Ihnen die Ohren vollblasen mit Großtantes Wassermelonensamenkur oder Großvaters Senfumschlägen. Sie leihen Ihnen stoßweise Bücher und Haufen von lehrreichen Kassetten. Die Umgebung Ihres Bettes wird anfangen, einer Bücherei nach einem Erdbeben zu gleichen. Ihre Freunde wollen Sie geheilt sehen, und zwar sofort.

Wenn der Freund krank ist, ist es besonders schwer, ein guter Freund zu sein. Die häufigste Frage, die ich von solchen Leuten höre, lautet: »Aber was soll ich sagen?« Schließlich wollen sie Ihnen Unterstützung geben, Hoffnung, Aufheiterung. Die Antwort lautet: Sie brauchen nichts zu sagen. Manchmal sind ein aufnahmebereites Ohr und ein offenes Herz die besten Helfer.

Dorothy erlebte es so: »Bei meinen Freunden, die mich nach meiner Krebsoperation im Krankenhaus besuchten, konnte ich zwei Arten im Umgang mit mir feststellen: Die einen sagten mir, was ich tun müsse, damit es mir besser ginge, und die anderen fragten mich nur, wie es mir ginge. Und sie meinten es auch so. Sie wollten wirklich wissen, was ich da durchmachte. Nun, das machte mich nachdenklich. Manchmal kannte ich meine Gefühle nicht einmal, wenn ich anfing zu sprechen. Ein anderes Mal überraschte mich selber, was ich sagte. Nachdem ich jetzt aus dem Krankenhaus entlassen bin, möchte ich mich weiterhin so verhalten. Ich habe in meinem ganzen Leben nicht so viel über mich gelernt! Es ist schlimm, daß es Krebs sein mußte, was dies bewirkte, aber wenn das eben nötig war ...«

Mit dem Bewußtsein, daß Ihre Freunde auf ihre einzigartige Weise das Beste für Sie wollen, mache ich Ihnen ein paar Vorschläge, wie Sie das Beste in ihnen hervorholen können:

1. Machen Sie es Ihren Freunden mit Ihren *Veränderungen* leicht. Wenn sie fassungslos und hilflos erscheinen, denken Sie daran, daß sie Anteil nehmen an Ihrem Leiden – also fragen Sie sie einfach, was es für sie bedeutet. Ich garantiere Ihnen, daß daraus ein fruchtbares Gespräch wird.

2. Nehmen Sie mit *aufrichtiger Dankbarkeit* jede Art von Hilfe von Ihren Freunden an, selbst wenn Sie diese für nutzlos oder sogar schädlich halten. Wie bei jedem Geschenk ist auch hier die Absicht wichtiger als der Inhalt.

3. Stellen Sie fest, was für Sie am *wichtigsten* ist, und halten Sie sich daran. In chronischer und schwerer Krankheit entwickeln Sie als positive Nebenwirkung häufig das Gefühl, verletzlich und sterblich zu sein, das vorher vielleicht nicht vorhanden war: Zeit wird wertvoller. Wählen Sie aus, welche Freunde Sie sehen wollen und wie lange. Lehnen Sie es freundlich ab, mit den Menschen zusammenzusein, die Sie

vorher ausschließlich aus Höflichkeit trafen. Schließlich ist Ihre Krankheit eine vollkommen annehmbare Entschuldigung.

4. *Bitten Sie um Hilfe.* Da sie im allgemeinen wenig für Ihre Krankheit tun können, fühlen sich Freunde häufig hilflos. Nehmen Sie ihnen diese Hilflosigkeit, indem Sie sie um etwas bitten, das sie geben können. Ich fühle mich wohl, wenn ich sage:»Ich liebe dich«, und um so mehr, wenn ich es zeigen kann.

— *Übung: Selbstbewußtsein*

Wenn Ihre normalen Fähigkeiten durch die Erkrankung eingeschränkt sind, wird es Ihnen helfen, Ihre Bedürfnisse so klar wie möglich zu formulieren. Sie müssen sie nicht herausschreien oder herausjammern, teilen Sie sie einfach mit. Hier sind einige Beispiele verschiedener Umgangsmöglichkeiten:

1. *Angriffslustig:* »Verdammt nochmal, ist das heiß hier drin! Warum muß ich das immer erst feststellen? Ihr alle glaubt, ihr braucht mich nicht zu beachten, bloß weil ich mich nicht bewegen kann.«
2. *Unsicher:* »Ist die Temperatur hier drin für euch richtig? Ich bin mir nicht sicher, weil ich durch meine Medikamente ein anderes Wärmegefühl habe; aber irgendwie meine ich, es ist ein bißchen zu warm. Findet ihr das auch?«
3. *Bestimmt:* »Es ist ganz schön warm hier. Es ist mir wirklich unbehaglich. Ich wäre euch dankbar, wenn ihr die Heizung herunterschalten würdet.«

Eine angreifende Feststellung kann laut, zornig und gefühllos sein, eine unsichere Bemerkung schwach und ungenau, eine selbstbewußte Haltung ist ehrlich und direkt. Obwohl Angriffslust und Unsicherheit gelegentlich angemessen sind, ist es doch der bestimmte Stil, der Ihnen am häufigsten problemlos zu dem verhilft, was Sie brauchen.

Achten Sie darauf, daß meine mit Bestimmtheit vorgetragene Feststellung aus drei Teilen besteht:

1. Meine *Einschätzung* der Situation: »Es ist ziemlich warm hier.«
2. Meine *Gefühle* angesichts der Situation: »Ich fühle mich unbehaglich.«
3. Mein *Wunsch:* »Schaltet die Heizung niedriger.«

Denken Sie sorgfältig darüber nach, was Ihnen zu Ihrem Wohlbefinden fehlt. Dann suchen Sie in Gedanken die Person, mit der Sie reden müssen, damit Sie es bekommen. Schreiben Sie in Ihrem Krankheitstagebuch genau auf, was Sie dieser Person sagen wollen, und zwar in allen drei Stilarten: angreifend, unsicher und bestimmt. Machen Sie sich einen Spaß daraus, die Stilarten zu übertreiben. Welchem Stil neigen Sie am häufigsten zu? Wurde Ihnen Ihr Umgangston bewußter, seit Sie krank sind? Wenn Sie Ihren Wunsch niederschreiben, denken Sie daran, Ihre Beurteilung der Situation, Ihre Gefühle und Ihre Wünsche einzuschließen.

Lesen Sie durch, was Sie geschrieben haben, und stellen Sie fest, wie viele Ausdrucksmöglichkeiten Sie haben. Wenden Sie sich dann schließlich an die Person, die Ihre Wünsche zufriedenstellen kann, und sprechen Sie diese klar und bestimmt aus. Beschreiben Sie, wie dieser Vorgang körperlich und gefühlsmäßig auf Sie wirkt.

Übung: Konzentration nach innen

Wenn Sie fleißig üben, können Sie in den meisten Situationen mit dem Willen erreichen, wirklich gelassen zu werden. Gelassen in sich zu ruhen, ist eine Methode, die ich gewöhnlich dem Personal in der Notfallambulanz beibringe, weil dort häufig ein halbes Dutzend Probleme gleichzeitig gelöst werden müssen. Mein Lehrer in dieser Hinsicht ist Rudyard Kipling, der diesen Idealzustand so schilderte: »... wenn Sie Ihren Kopf behalten, wenn alle um Sie herum ihn verlieren und Sie dafür verantwortlich machen...«

Lesen und verstehen Sie alle Anweisungen, bevor Sie anfangen, damit Sie sich nicht unterbrechen müssen.

1. Sorgen Sie für zehn Minuten ruhiger Ungestörtheit. Verlangen Sie, daß Ihre Familie nach dieser Übung nicht auf Sie zukommt oder mit Ihnen spricht, bevor Sie es nicht selbst tun.

2. Legen Sie sich bequem auf den Rücken. Sie haben das Gefühl, so wenig Energie zu brauchen, daß Sie förmlich in Ihr Bett sinken. Schließen Sie die Augen, aber driften Sie nicht mit den Gedanken ab, oder fallen Sie nicht in Schlaf. Wenn Sie doch einschlafen, fassen Sie sich am nächsten Tag ein Herz und beginnen von neuem.

3. Konzentrieren Sie Ihre Aufmerksamkeit wie bei früheren Übungen ganz auf Ihren Atem. Wenn Ihnen wieder alle möglichen Gedanken durch den Kopf schwirren – und das wird geschehen –, kehren Sie sanft, aber bestimmt mit Ihrer Aufmerksamkeit ausschließlich zum Atem zurück. Auch hier gilt, seien Sie nicht zu streng mit sich; nehmen Sie die Tatsache hin, daß Gedanken hartnäckig sind.

4. Nach einigem Üben werden Sie merken, daß Sie es jedesmal zumindest einige Sekunden lang schaffen, ohne Gedanken zu sein. Sie atmen, ohne zu denken.

Herzlichen Glückwunsch! Im nächsten Schritt testen Sie Ihre Geschicklichkeit ein wenig, indem Sie Ihre Augen öffnen. Lassen Sie sie herumspazieren und blinzeln, wie Sie wollen, aber halten Sie sie völlig passiv, als ob Sie schauen, ohne zu sehen.

5. Wenn Sie darin sicher sind, setzen Sie sich aufrecht hin. Bemerken Sie, daß das Öffnen der Augen und die Einführung von Bewegung Ihre Konzentration noch stärker herausfordert. Wenn sich Ihre Aufmerksamkeit von Ihrem Atem löst, sobald Sie sich aufrichten, legen Sie sich wieder hin und versuchen Sie es erneut.

6. Gehen Sie noch weiter in Ihrer Geschicklichkeit, indem Sie sich hinstellen. Wenn Sie Ihr Denken immer noch ruhighalten können, gehen Sie herum. Gehen Sie langsam im Zimmer herum, um zu erfahren, daß Sie sich bewegen, ohne zu denken. Sie sind jetzt innerlich ganz ruhig. Sie existieren wirklich, ohne von Ihren gewohnten gefühlsgesteuerten Fallstricken durcheinandergebracht zu werden. Es ist ein eigenartiges Gefühl, nicht wahr? Aber während Sie es erleben, spüren Sie es bitte bewußt in Ihrem ganzen Körper so intensiv, wie Sie nur irgend können. Formulieren Sie keine Worte dazu. Ihr Körper wird sich die Erfahrung durch das bloße Erleben einprägen. Und wenn diese Erfahrung einmal vorhanden ist, werden Sie sie nicht vergessen.

7. Wenn Sie sich in dem vorausgehenden Schritt zu Hause fühlen, öffnen Sie die Tür und wandern zwischen anderen Familienmitgliedern im Haus herum. Sie haben sie ja bereits gebeten, sich Ihnen nicht zu nähern oder Sie anzusprechen, Sie brauchen also keine Unterbrechung zu befürchten. Machen Sie sich bewußt: Sie sind hier, laufen zwischen Ihrer Familie in Ihrem Haus herum und sind immer noch von völlig heiterer Gelassenheit. Empfinden Sie so stark Sie nur können, wie diese Situation sich anfühlt.

8. Beenden Sie die Übung, indem Sie mit Ihrer Familie sprechen. Beschreiben Sie ihnen, was Sie bei dieser Übung empfanden. Geben Sie ihnen Anleitung, wenn sie es auch versuchen möchten. Rufen Sie dieses Gefühl heiterer innerer Gelassenheit mit Ihrem Willen ab, und erinnern Sie es gelegentlich durch Üben. Wenn Sie sich in Ihrer Fähigkeit sicherer fühlen, überprüfen Sie diese Situationen mit größerem Streß, wenn zum Beispiel unerwünschter Besuch kommt oder die Person vor Ihnen in der Schlange beim Lebensmittelhändler eine langatmige Auseinandersetzung mit dem Verkäufer anfängt. Sie kommen möglicherweise soweit, eine ruhig-gelassene Heiterkeit als Normalzustand zu betrachten.

Die Rolle des Arztes

Die Wahl des Arztes

Die Wahl Ihres Arztes oder Ihrer Ärztin ist entscheidend für Sie. Unter sonst gleichen Bedingungen kann die Beziehung zwischen Ihnen und Ihrem Arzt oder Ihrer Ärztin genauso heilsam sein wie die medizinische Behandlung. (Ich verwende von nun an den Begriff »Arzt« für die Berufsbezeichnung, unabhängig vom Geschlecht.)

Der achtjährige Anthony ging zum Hausarzt, weil er Warzen auf seinen Händen hatte. Dr. Parker erklärte ihm: »Das sind kleine Infektionen, Anthony. Sie werden sich wahrscheinlich nicht ausbreiten oder größer werden. Es gibt zwei Behandlungsarten: Ich kann sie mit einem chemischen Mittel abbrennen, oder du gehst einfach heim und wünschst sie weg. Also, was möchtest du tun?« »Ich kann sie wegwünschen?« fragte Anthony. »Natürlich kannst du das. Andauernd tun Kinder das«, bekam er zur Antwort. Anthony ging also heim, wünschte sie weg, und innerhalb von zwei Wochen waren seine Warzen verschwunden.

Wäre dies ein Buch über Krankheitserscheinungen – also über den körperlichen Ausdruck einer Erkrankung –, könnte ich Sie einfach zu dem Arzt schicken, der die größte Befähigung für die Behandlung einer bestimmten Krankheit hat. Ich müßte Ihnen raten, sich abzusichern, daß dieser Arzt als Fachmann in seinem Gebiet anerkannt ist. Außerdem würde ich empfehlen, herauszufinden, ob er Vorlesungen in einer medizinischen Fakultät hält. Ich könnte Ihnen auch noch den Hinweis geben, andere Ärzte zu fragen, wie oft sie den betreffenden Kollegen wegen eigener Patienten um Rat bitten.

Aber in diesem Buch geht es um das Leiden an einer Krankheit, es geht um Ihre persönliche Erfahrung, und dazu ist noch mehr nötig. Sie suchen einen Arzt mit medizinischen und menschlichen Fähigkeiten, der Ihre Leidenssituation erkennt und zu erleichtern sucht. Diese Begabung unterscheidet tatsächlich jemanden, der heilen kann, von einem Arzt, für den die Medizin nur ein technisches Instrument darstellt. Wenn Sie solche Menschen finden, können Sie sie nicht hoch genug einschätzen.

Die Rolle des Arztes

Dr. Louis Behm war Chefarzt an einem berühmten Lehrkrankenhaus. Seine Studenten sagten von ihm, daß er alles über Medizin wisse. Er strahlte aber auch ungewöhnliche Ruhe und Menschlichkeit aus. Jeden Donnerstag um zwölf Uhr hielt er eine großartige Vorlesung im großen Hörsaal des Krankenhauses. Hunderte von Angestellten, Patienten und Medizinstudenten warteten auf ihn. Der Patient, der vorgestellt werden sollte, wurde hereingerollt. Es war ein sehr kranker Mensch, mit völlig gelber Haut, abgemagert und in sich zurückgezogen. Sein Stationsarzt berichtete über den Fall – die Krankengeschichte, Untersuchungen, Testergebnisse, Diagnose, Behandlung und Verlauf. Die meisten Zuhörer folgten seinen Ausführungen, aber einige Augen wanderten auch zu Dr. Behm, der ruhig hinter dem Patienten stand, sich über ihn beugte, dann neben ihm saß. Er war in ständigem körperlichen Kontakt mit ihm; wenn er nicht seinen Bauch untersuchte, massierte er seine Schultern. Dann hielt Dr. Behm eine hervorragend aufgebaute Vorlesung über die Krankheit, die auf jahrzehntelanger großer Erfahrung beruhte. Und in der ganzen Zeit hielt er körperlichen Kontakt mit dem kranken Mann, der nun den Vortrag mit derselben großen Aufmerksamkeit verfolgte wie jeder andere im Raum. Zum Schluß wurden Fragen gestellt und beantwortet, und der Patient, der inzwischen mehr rosig als gelb aussah, wurde auf die Station zurückgebracht.

Hier sind ein paar einfache Vorschläge, wie Sie Ihr wünschenswertes Arzt-Patient-Verhältnis erreichen können:

1. Finden Sie den beruflichen Werdegang des Arztes heraus. Machen Sie eine Liste der Ärzte in Ihrem Umkreis, die in dem Sie betreffenden Fachgebiet spezialisiert sind. Überprüfen Sie die fachlichen Qualitäten des Arztes Ihrer Wahl. Über das Spezialgebiet eines Arztes gibt Ihnen die Ärztekammer Auskunft.

2. Befragen Sie andere Patienten des Arztes. Fragen Sie Freunde und Bekannte nach Namen von Leuten, die von den Ärzten auf Ihrer Liste behandelt wurden. Rufen Sie diese Patienten an. Sie werden wahrscheinlich nur zu gern mit Ihnen über ihren Arzt reden. Stellen Sie Fragen wie die folgenden, vervollständigen Sie diese nach Ihren Vorstellungen:

- Können Sie den Arzt leicht telefonisch erreichen?
- Muß man im Wartezimmer lange warten?
- Äußert sich der Arzt teilnehmend dazu, falls Sie warten mußten?
- Sind die Angestellten freundlich und liebenswürdig, und hat der Patient bei ihnen Vorrang vor den Verwaltungsaufgaben?
- Haben Sie Zugang zu Ihren Krankheitsunterlagen?
- Kann der Arzt gut mit Gefühlen umgehen?
- Redet der Arzt vor oder nach den Untersuchungen, wenn Sie vollständig angezogen sind, in seinem Sprechzimmer mit Ihnen, oder finden die Gespräche nur im Untersuchungsraum statt, wenn Sie nicht angezogen sind?
- Wärmt der Arzt die Instrumente (Stethoskop, Scheidenspiegel), bevor er Sie damit berührt?
- Zeigt der Arzt Mitgefühl für Ihre Schmerzen?
- Fragt Sie der Arzt danach, wo Ihrer Meinung nach Ihr Problem liegt, und respektiert er dann Ihre Bewertung?
- Gibt der Arzt genug von seinem eigenen Leben preis, damit Sie spüren, daß eine persönlich-menschliche Beziehung zu ihm besteht?
- Berührt der Arzt Sie gegebenenfalls mitfühlend? Nimmt er Sie, wenn es nötig ist, auch einmal in den Arm?

Überprüfen Sie die verbleibenden Fragen. Rufen Sie den betreffenden Arzt an, und bitten Sie ihn um ein fünfzehnminütiges Gespräch. Zuerst einmal können Sie sofort alle diejenigen aussondern, die zuwenig von Ihren persönlichen Bedürfnissen halten, um Ihnen ein solches Gespräch zuzugestehen.

Betrachten Sie die Unterredung als ein Probegespräch. In mancher Hinsicht ist es das, denn es ist vielleicht die erste Begegnung in einer wichtigen – und möglicherweise lebenslangen – Beziehung. Und so wenig ich Ihnen für irgendeine Verabredung einen Gesprächsinhalt vorschreiben würde, so auch hier nicht.

Gleichgültig, worüber Sie und der Arzt bei dieser kurzen Begegnung reden, Sie werden eine Menge darüber lernen, ob sich eine wirkungsvolle Partnerschaft mit diesem Menschen aufbauen läßt. Beobachten Sie, ob er warmherzig wirkt, achten Sie auf seinen eigenen erkennbaren Gesundheitszustand und sein Streßniveau, seine Körpersprache und den Augenkontakt, sein Interesse und seinen Sinn für Humor und selbst auf die Anordnung der Möbel. (Wollen Sie zum Beispiel einen Schreibtisch zwischen sich und ihm? Hängen Kunstwerke an der Wand oder ein aufheiterndes Bild?)

Nach diesen Gesprächen sollten Sie in der Lage sein, eine Rangfolge der Ärzte auf Ihrer Liste aufzustellen.

Was Sie von Ihrem Arzt erwarten können

Der Vergleich mit einer Ehe ist auch hier passend, denn diese Partnerschaft erfordert ein feines Gespür. Beide Teile müssen beständig ihre Bedürfnisse ausdrücken und sich auf ihre jeweilige Verantwortung festlegen.

Neben der Forderung nach fachlicher Zuständigkeit gibt es nur noch eine Sache, die für Sie im Verhältnis zu Ihrem Arzt auf Dauer von großer Bedeutung ist: Erwarten und fordern Sie eine heilende Beziehung, d. h. daß für Ihren Arzt zuerst Sie persönlich wichtig sind, bevor er sich Ihrer Krankheit zuwendet. Ihre Bedürfnisse, Sorgen, Ängste und Stärken sind genauso wirklich und wichtig wie Ihr Krankheitsbild und brauchen zumindest die gleiche sorgfältige Beachtung wie irgendein Blutbild oder ein Teil Ihres Körpers.

Wie Sie wahrscheinlich wissen, sind wir Ärzte fasziniert von der Technik. Es ist bedauerlich, aber nach unserer Ausbildung neigen wir dazu, uns mit Apparaten wohler zu fühlen als mit Menschen. Daher kommt es, daß wir gegenüber den Patienten leicht unsicher sind, solange wir sie nicht mit einem Rahmen von Werten und Zahlen umgeben können. Diese Ausgangssituation schädigt unsere eigene Menschlichkeit und begrenzt unsere Fähigkeit zu heilen genauso, wie es unsere Patienten demütigt. Erinnern Sie uns deshalb um Ihret- und um unseretwillen immer wieder daran, wie wichtig Sie sind.

Was Sie von sich selbst erwarten sollen

Zumindest teilweise haben Sie Ihren Arzt wegen seiner partnerschaftlichen Begabung ausgesucht, was bedeutet, daß Sie notwendigerweise selber ein aktiver Partner sein müssen. Hier sind einige Hinweise, wie Sie sich beteiligen können:

1. Machen Sie vor allem Ihre *Bedürfnisse und Gefühle* deutlich. Wie wichtig dieser Rat ist, wurde mir zum erstenmal klar, als ich einen neuen Patienten fragte: »Was glauben Sie, wo Ihr Problem liegt?« und er mir antwortete: »Das müssen Sie mir sagen, Sie sind der Arzt.«

2. Ärzte haben nicht gelernt, Hellseher zu sein. Sie müssen schon selbst sagen, was Sie beschäftigt. Das ist nicht immer leicht. Viele Patienten werden durch den bloßen Besuch in einer Arztpraxis verwirrt und verängstigt. Die Berichte und Fragen, die sie sich zu Hause sorgfältig überlegt haben, fallen ihnen nicht mehr ein. Oder sie glauben vielleicht, daß der Arzt zu beschäftigt ist, um sich durch alle ihre Fragen durchzuarbeiten, oder daß ihre Sorgen banal sind. Wenn Sie aber den Vorschlägen dieses Buches gefolgt sind, haben Sie sich einen Arzt ausgesucht, der sich für Sie interessiert und Zeit für Sie hat.

3. Machen Sie es sich gegenseitig leicht, indem Sie *aktiver* mitarbeiten. Erledigen Sie Ihre Hausaufgaben: Denken Sie vor Ihrem Termin sorgfältig darüber nach, was Sie sagen und fragen wollen. Schreiben Sie Ihre Beschwerden auf, und lassen Sie auf dem Zettel Platz für Antworten während Ihres Besuches. Wenn Sie die Erläuterungen Ihres Arztes vom vorausgehenden Besuch vergessen haben, nehmen Sie beim nächsten Mal ein kleines Aufnahmegerät mit. Wenn nötig, bringen Sie einen Freund oder eine Freundin mit – besonders wenn Sie befürchten, daß Sie von Ihren Gefühlen überwältigt werden könnten.

4. Sagen Sie Ihrem Arzt, daß Sie das Ergebnis jeder Untersuchung, die er macht, *wissen* wollen. Das hält die Ärzte geistig bei der Stange. Häufiger, als Sie denken, veranlassen Ärzte Routineuntersuchungen, ob sie nun wirklich nötig sind oder nicht. Manchmal machen sie Laboruntersuchungen nicht aus diagnostischen Überlegungen, sondern um mögliche Verantwortung zu vermeiden oder auch aus wissenschaftlichem Interesse. Da jede Untersuchung unvermeidlich auch Zeit, Kosten, Schmerzen und/oder Risiko bedeutet, fragen Sie Ihren Arzt:

»Wie wird das Ergebnis dieser Untersuchung das, was Sie unternehmen wollen, beeinflussen?«

Mit achtundachzig Jahren ist Murray in keiner schlechten Verfassung. Aber sein Arzt bezeichnete Murrays kurze Verwirrtheit vor zwei Wochen als »vorübergehenden Anfall von Mangeldurchblutung«.

»Das bedeutet«, so erklärte ihm der Doktor, »daß Ihr Gehirn möglicherweise nicht ausreichend mit Blut versorgt wird. Ich vermute, daß in einer der Halsarterien, die zum Gehirn führen, Ablagerungen sind, die die Blutzufuhr behindern.« Er sagte ihm, daß er eine Röntgendarstellung der Halsschlagader machen möchte. Ein in die Arterie eingespritztes Kontrastmittel würde die Blockaden sichtbar machen.

»Wozu soll die Untersuchung gut sein?« fragte Murray. »Nun, natürlich um zu wissen, was nicht in Ordnung ist.«

»Ich wiederhole noch einmal«, sagte Murray, »warum wollen Sie die Untersuchung machen? Was werden Sie mit den Ergebnissen anfangen?«

»Das hängt davon ab, wie die Untersuchung ausfällt.«

»Seien Sie doch vernünftig, Doktor. Werden Sie mich operieren? Sind die Risiken die Sache wert bei einem achtundachtzigjährigen Mann?«

»Murray, Ihr Gehirn ist in besserer Verfassung als meines.«

5. Fragen Sie nach allen Behandlungsmöglichkeiten. Sie haben immer die *Freiheit der Wahl*. Denken Sie daran, daß eine Möglichkeit auch darin liegt, gar nichts zu tun, und fragen Sie Ihren Arzt, ob er das, was er empfiehlt, auch selber tun würde. Im allgemeinen geben die Ärzte darauf eine ehrliche Antwort. Übrigens haben Untersuchungen ergeben, daß die Familienmitglieder von Ärzten häufig Behandlungen außerhalb der gängigen Medizin wählen.

In jedem Fall müssen allein Sie die Wahl treffen. Wenn Sie einen Weg aussuchen, der von der Empfehlung Ihres Arztes abweicht, versichern Sie sich seiner aufrichtigen Zustimmung. Ein Arzt, der Ihre

Wahl kritisiert, gleichgültig, wie lächerlich sie ihm vorkommt, respektiert Ihre Persönlichkeit nicht. Sie werden dann ein Gespräch darüber führen müssen, wie Sie Ihre Haltung zueinander anpassungsfähiger machen können.

      6. Verlangen Sie *Zugang* zu Ihren ärztlichen Unterlagen. Vor nicht allzulanger Zeit wurden alle Anordnungen in lateinischer Sprache geschrieben, und Krankenschwestern durften Ihnen nicht einmal Ihre Blutdruckwerte sagen. Man war der Meinung, es sei am besten für die Patienten, wenn das Wissen in den Händen der Ärzte bliebe. Die Zeiten haben sich geändert.

      Bitten auch Sie Ihren Arzt darum. Das Recht, Ihre Unterlagen durchzusehen und zu kopieren, sorgt dafür, daß Ihnen nichts von Bedeutung vorenthalten wird. Ihr Arzt weiß, daß er zum Beispiel die Diagnose nicht verheimlichen kann, und daß es Ihr Recht ist zu erfahren, was andere Ärzte, die Ihretwegen befragt wurden, geschrieben haben. Zugang bedeutet auch, daß Sie die Papiere jemand anderem bringen können, damit er sie Ihnen erklärt. Es heißt außerdem, daß jeder andere praktizierende Arzt, den Sie aufsuchen, den Vorteil haben wird, eine zusammenhängende Krankengeschichte vor sich zu sehen.

      7. Unterziehen Sie sich jeder Behandlung in dem Bewußtsein, daß sie auch negative Folgen haben kann. Ihr Arzt tut sein Bestes, aber jeder Mensch kann Fehler machen. Erkundigen Sie sich nach den *Risiken* einer speziellen Behandlung oder der *Gefahr*, wenn Sie diese ablehnen. Sollten Sie Ihre Vorbehalte nicht aussprechen und dann Schaden erleiden, ist dies häufig das Ende einer heilenden Beziehung. Der Mehrzahl der Prozesse, die wegen ärztlicher Kunstfehler geführt werden, liegt laut Statistik nicht unbedingt tatsächlich eine falsche Behandlung zugrunde, sondern vielmehr ein gestörtes Arzt-Patient-Verhältnis.

      8. Wenn Sie die möglichen Behandlungsrisiken abwägen, die Ihr Arzt Ihnen beschreibt, müssen Sie wissen, daß bei Ihnen vielleicht alles ganz anders verläuft. Überlegen Sie sich, ob Ihr Leben vom *statistischen Durchschnitt* abweicht. Vielleicht sind Sie in besserer Verfassung als die meisten Menschen vor einer solchen Operation. Oder aber bei Ihnen sind die Heilungsvorgänge immer sehr viel langsamer. Oder Sie wissen, daß Sie das Krankenhaus früher als andere Patienten werden verlassen können, weil Sie zu Hause sehr viel Hilfe haben.

9. *Informieren* Sie Ihren Arzt über alle neu auftretenden Krankheitserscheinungen. Gehen Sie nicht davon aus, daß diese automatisch eine Verschlimmerung Ihrer Krankheit anzeigen, denn oft sind sie Nebenwirkungen der Behandlung, die abgestellt werden können.

»Ich machte mir schreckliche Sorgen«, berichtete Madge. »Dr. Bonney gab mir doch diese Tabletten gegen meine Gelenkentzündung. Er sagte, es könne sein, daß ich leichte Magenbeschwerden davon bekäme, aber er sagte nicht, daß ich mich vor Schmerzen krümmen würde. Ich bekam die gleichen Schmerzen wie meine Freundin Linda, als sie Magenkrebs hatte. Ich dachte, ›mein Gott, Gelenkentzündung ist nicht genug! Wahrscheinlich habe ich auch noch Magenkrebs!‹ Ich war so verängstigt, daß ich es eine Woche lang vermied, Dr. Bonney anzurufen. Dann wurde es aber so schlimm, daß ich mich bei ihm melden mußte. Er setzte lediglich die Tabletten ab, und die Schmerzen verschwanden.«

10. Bestehen Sie auf Ihrer *Würde*. Ich erkläre immer wieder, wie wichtig es wäre, daß diejenigen, die einen medizinischen Beruf ausüben, selber erführen, wie es ist, Patient zu sein. Sie würden dann spüren, wie erniedrigend die Erfahrung sein kann. Ohne daß sie es merken, verhalten sich Leute, die in medizinischen (und natürlich auch »alternativen«) Einrichtungen arbeiten, häufig gleichgültig, aufdringlich, herablassend, schroff, anmaßend, überheblich und sogar brutal. Ich habe solches Verhalten meistens in Krankenhäusern erlebt und mich in Zeiten, wo ich noch nicht soviel darüber wußte, damit teilweise selber schuldig gemacht.

Ich behandele dieses Thema nicht mit Blick auf Ihren Hausarzt, da ich annehme, daß Sie diese Beziehung ständig verbessern. Aber Sie können sich die Leute, mit denen Sie sonst zu tun haben, nicht immer aussuchen. Sie kommen wahrscheinlich in Kontakt mit beratenden Ärzten, medizinisch-technischen Assistentinnen, Studenten, Physiotherapeuten, Krankenschwestern sowie Verwaltungs- und Hauspersonal, denen Sie vorher noch nie begegneten. Also sind Sie mit ihnen nicht vertraut und konnten bisher nicht vereinbaren, wie Sie behandelt werden möchten.

Es gibt Gründe, warum Menschen, die in dieser, unserer Vorstellung nach taktvollen und freundlichen Umgebung arbeiten, so ge-

gensätzlich reagieren. Sie fürchten sich meistens vor Krankheit und deshalb auch vor denjenigen, die sie haben. Vielleicht sind sie überarbeitet, unterbezahlt und ohne soziale Anerkennung. Vielleicht schalten sie bei den endlosen Tragödien um sie herum ihre Seele ab. Und bei manchen Pflegekräften und Ärzten wird gelegentlich diese mangelnde Empfindsamkeit zum normalen Verhalten.

Wenn Sie so behandelt werden, ist die einzig wirksame Antwort, auf Ihrer Würde zu bestehen. Oft tun Ärzte und Pflegepersonal ihr Bestes bei der ständigen Personalknappheit. Verzeihen Sie ihnen also, und bestehen Sie weiterhin so lange auf Ihrer Würde, bis die Menschen um Sie herum einsehen, daß sie ihr Verhalten ändern müssen.

John Marshall, ein fünfundsiebzigjähriger Mann, hatte ein eigenes Zimmer in einem Pflegeheim. Eines Nachts stürzte er und brach sich die Hüfte. Obwohl er schon alt war, hielt man ihn doch für kräftig genug für eine Operation. Er überstand sie mit Erfolg und wurde anschließend zur weiterführenden Behandlung in eine andere Klinik überwiesen. Am dritten Tag dort kam ein junger Mann im weißen Kittel zu ihm ans Bett und verkündete laut: »Zeit für Ihre Krankengymnastik, John!« Der Mann und ein Helfer setzten ihn in einen Rollstuhl, wobei John vor Schmerzen schrie. »Wir wissen, daß es weh tut, John«, brüllte der junge Mann, »aber Sie brauchen die Behandlung, damit Sie gesund werden.« Er brachte John in den Therapieraum, wo er versuchte, ihn mit Hilfe eines Laufgerätes zum Stehen zu bringen. »Nun mach schon, alter Junge«, rief er aufmunternd.

John dachte, es könnte schon sein, daß der junge Mann ihm gut tat, aber etwas in seinem Benehmen ärgerte ihn. Sein Ärger wuchs, als der junge Mann überlaut verkündete: »Sieh einer den alten Kerl an! Sie werden ruck-zuck wieder auf den Beinen sein und die Mädchen nach Hause begleiten, nicht wahr, John?« John nahm alle seine Kraft zusammen, um seine Ellbogen zu straffen, so daß er mit dem Laufgerät aufrecht stehen konnte. »Junger Mann«, fing er an, »ich weiß nicht, wer Sie sind; Sie haben sich nicht vorgestellt. Aber ich werde es tun. Mein Name ist Marshall. Bitte nennen Sie mich nicht John. Außerdem bin ich nicht taub, Sie müssen also nicht schreien. Ich bin ein Mensch und erwarte, wie ein solcher behandelt zu werden. Schicken Sie mir bitte Ihren Schichtleiter und finden Sie jemand anderen, der mit mir arbeitet, bis Sie mir mehr Respekt zeigen können.« Der Schichtleiter war überrascht von Johns Kritik. »Es hat noch nie irgendwelche Beschwerden gegeben«, sagte er. »Das ist mir egal«, erwiderte John. »Niemand hat mich bisher wie ein Nichts behandelt, und solange ich mich dagegen wehren kann, wird es auch keiner tun.« »Aber der Therapeut war einfach nur freundlich«, erklärte der Schichtleiter.

John schaute dem Mann in die Augen. »Ich glaube, Sie haben gehört, was ich gesagt habe. Bitte berücksichtigen Sie es entsprechend.« Danach wurde John ausschließlich mit höflicher Aufmerksamkeit behandelt. Sein Zimmergenosse äußerte ihm gegenüber am folgenden Tag: »Haben Sie bemerkt, daß sie aufgehört haben zu schreien?«

Die Wahl des Behandelnden

Nicht jeder sucht sich einen Schulmediziner aus. Heutzutage vertrauen sich mehr Menschen Vertretern anderer Heilberufe an als jemals zuvor. Sie lassen sich untersuchen und behandeln von Heilpraktikern, Chiropraktikern, Masseuren, Akupunkteuren, Ernährungsfachleuten, religiösen Heilern und vielen anderen. Es ist nicht ungewöhnlich, daß Patienten gleichzeitig mehrere von ihnen aufsuchen – darunter auch einen Schulmediziner.

Wenn Sie interessiert sind, jemanden zu finden, der nicht Arzt ist, lassen Sie sich nicht von Beschreibungen wie »ganzheitlich« beeindrucken. Ganzheitlich gehört in die gleiche Gruppe von Wörtern wie »neu«, »verbessert« und »organisch«. Das Problem ist: Worte und die hinter ihnen stehende Wirklichkeit können auf schockierende Weise nicht zusammenpassen. Ich habe niemals einen Arzt getroffen, der nicht für sich in Anspruch nahm, »den ganzen Menschen« zu behandeln. Umgekehrt kenne ich Leute, die »alternative« Methoden anwenden und mechanischer und uninteressierter arbeiten als der unpersönlichste Arzt, den Sie mir nennen könnten.

Die Wahl des Behandelnden

Das Problem liegt darin: Wenn wir selber nicht »ganzheitlich« sind, können wir auch keinen »ganzheitlichen« Menschen verstehen. Menschen mit einem engen Blickwinkel, die behaupten, das ganze Bild zu sehen, fehlt mehr an Einsicht als nur Aufrichtigkeit. Ihre Arbeit als Heilende ist auf sie selbst zugeschnitten. Das alte Wort »Heiler, hilf dir selbst« hat wie immer auch heute seine Bedeutung nicht verloren.

Es ist nicht meine Aufgabe, Ihnen zur Schulmedizin oder zu alternativen Heilmethoden oder einer Mischung aus beiden zu raten. Die Wahl der Behandlungsverfahren ist ausschließlich Ihre Entscheidung. Aber ich ermutige Sie dazu, eine Behandlung zu wählen, die Ihren Vorstellungen entspricht. Eine ständige Überprüfung Ihres Krankheitstagebuchs sollte Ihnen ausreichend Hinweise darauf geben, wie Ihre Vorstellungen aussehen.

Wenn Sie tief in Ihrem Innern fest davon überzeugt sind, daß Sie gesund werden, wenn Sie etwas Bestimmtes tun, stimmt das vielleicht sogar. Immer wird irgendwer, irgendwo beinahe jede Methode begeistert preisen. Wenn Sie andererseits Zweifel an einer Behandlung haben, wird sie Ihnen vermutlich nicht sehr helfen. Wenn Sie beispielsweise Chemotherapie bei Krebs für unerträglich oder sogar schädlich halten, wird die Wirkung wahrscheinlich auch nicht besonders sein. Einer der größten Mängel der modernen Medizin liegt meines Erachtens darin, daß sie übersieht, was Glauben und Vorstellungskraft beim Patienten bewirken können. Wir nennen das den »Placebo-Effekt«.

Ray, ein fünfunddreißigjähriger begeisterter Tennisspieler, bekam chronische Schmerzen im linken Knie. Der Orthopäde, Dr. Genasci, erklärte ihm, daß die Knorpel im Gelenk stark abgenutzt seien und eine ziemlich einfache Operation ihm wahrscheinlich dauerhafte Erleichterung verschaffen würde.

»Aber ich bin noch nie operiert worden«, sagte Ray, »es ist noch nie nötig gewesen, und ich glaubte nicht daran, daß es in diesem Moment erforderlich war. Ich vermutete, daß das Knie lediglich Ruhe brauchte.«

Ray konnte sich jedoch nicht ausruhen. »Ich spielte fast jedes Wochenende Turnier. Eines Sonntags mußte man mich vom Tennisplatz tragen.«

Er suchte Dr. Genasci erneut auf. Dieser fragte ihn: »Was haben Sie eigentlich gegen eine Operation?« In der anschließenden Unterhaltung merkte Ray, daß er im Grunde nur Angst vor der Vollnarkose hatte. »Ich konnte es nicht ertragen, jemand anderem völlig ausgeliefert zu sein. Ich weiß nicht, warum, es beunruhigte mich einfach sehr.« Nach einem Gespräch mit einem Narkosearzt schlug Dr. Genasci Ray eine Rückenmarksnarkose vor, in der er ganz bei Bewußtsein bleiben würde. Ray entschloß sich schließlich dazu, ließ die Operation machen und wurde völlig geheilt. Er spielt weiterhin intensiv Tennis.

Es gibt noch einen anderen Grund, warum ich Sie bitte, eine Behandlungsform zu wählen, die mit Ihren Vorstellungen übereinstimmt. Ihre Freunde und Verwandten werden Sie wahrscheinlich mit mehr Informationen über Methoden und Heiler füttern, als Sie auf einmal verdauen können. Aber Sie werden vielleicht den Wunsch verspüren, wirklich jedem Hinweis zu folgen. Einige Leute probieren aus lauter Verzweiflung alle Kliniken zwischen London und Singapur aus. Jeden Monat versuchen sie es mit einer völlig anderen Diät. Sie lassen sich so oft wie möglich mit Methoden behandeln, die häufig einschneidend, gefährlich, anstregend und so unsinnig wie teuer sind. Außerdem beeinträchtigen sich viele Behandlungsmethoden gegenseitig.

Der verführerische Reiz vieler Verfahren liegt natürlich darin, daß einige Patienten sichtbare Heilungen vorweisen können.

Trotzdem bin ich gegen diese Strategie, weil sie auf Kosten der Gründlichkeit nur die Oberfläche der Dinge erfaßt. Sie engt Ihre Fähigkeit ein, von Ihrer Krankheit zu lernen. Was wertvolle, kreative Zeit sein könnte, wird angefüllt mit einer Art Krankheits-Besessenheit. Abgesehen von den Kosten, ist diese Strategie auch in geistiger Hinsicht zu teuer.

Wenn Sie sich für eine nichtmedizinische Behandlungsmethode interessieren, überprüfen Sie die sie ausübenden Therapeuten mit der gleichen Sorgfalt, wie Sie dies bei einem Schulmediziner tun würden.

Richtlinien für eine Entscheidung

Nichtmediziner, die eine bestimmte Behandlungsmethode anwenden, müssen Sie ein wenig anders ausforschen, als Sie das bei Ärzten tun würden.

Außerdem sind »alternative« Methoden im Vergleich zur Schulmedizin nicht so bekannt und deshalb auch nicht so organisiert oder einheitlich. Das ist einerseits gut – was Ihre Offenheit für Experimente angeht –, andererseits aber auch schlecht, weil es für Sie schwerer sein wird, den Wert der Methode und die Fähigkeiten desjenigen, der sie anwendet, zu überprüfen. Ist zum Beispiel ein Chiropraktiker einer bestimmten Ausbildungsrichtung besser als ein anderer? Ist die eine Körpertherapie heilsamer als die andere? Sagt es für Sie irgend etwas über die Begabung des Betreffenden aus, wenn Sie bestimmte Abkürzungen hinter dem Namen eines Akupunkteurs lesen?

Hier folgen einige Hilfen für Ihre Nachforschungen:

1. Bringen Sie eine Heilmethode, die Sie interessiert, mit Ihrer Überzeugung auf einen Nenner. Wenn Sie Ihre *Vorstellungen* besser kennen, wird es Ihnen eher gelingen, eine Methode zu finden, die Ihnen entspricht.

2. Falls Sie der Meinung sind, daß Ihre Krankheit rein körperliche Ursachen hat, wählen Sie am besten einen Arzt. Sehen Sie in ihr aber eine fehlende Harmonie mit den Naturkräften, möchten Sie vielleicht einen Naturheilkundigen oder einen Heilpraktiker aufsuchen. Chinesische Ärzte betrachten Krankheit als Ungleichgewicht zwischen Kräften des Yin und Yang, d. h. zwischen der weiblichen und der männlichen Energie, die Ihren Körper durchströmen. Chiropraktiker verstehen Krankheit im wesentlichen als eine Beeinträchtigung der Wirbelausrichtung, für Krankengymnasten sind sie Aussagen über lebenslange Gewohnheiten. Diese Liste könnte beliebig verlängert werden.

3. *Informieren* Sie sich über alle Heilmethoden, die es gibt. Ein vollständiger Überblick über alle alternativen Behandlungsmethoden würde den Rahmen dieses Buches sprengen. Einzelheiten darüber sind beispielsweise in Gesundheitsratgebern zu finden.

4. Um alle Möglichkeiten in Ihrer Umgebung kennenzulernen, sollten Sie die gelben Seiten Ihres Telefonbuches zu Rate ziehen. Mein Buch – ich wohne in einem ländlichen Bezirk, wo achtzigtausend Menschen leben –, führt Akupunkteure, Biofeedback-Therapeuten, Chiropraktiker, Berater, Behindertendienste, Heilpraktiker, auf Medikamentenfreiheit und Ganzheitlichkeit ausgerichtete Therapeuten, Homöopathen, Hypnotiseure, Masseure, Ernährungsfachleute, Ärzte, Psychologen und Yoga-Lehrer auf. Und das Telefonbuch ist nur **eine** Quelle.

5. Wenn Sie *Nachforschungen* über eine Methode anstellen, fragen Sie keine Leute, die ein Interesse an ihrem Erfolg haben. Einer meiner Freunde fragt im Restaurant regelmäßig die Bedienung: »Ist das Essen hier gut?« Niemand hat das je verneint, und er hat bis heute noch nicht begriffen, daß die Leute ihre eigenen Waren gegenüber den anderen vorziehen. Machen Sie es nicht genauso. Ich würde zum Beispiel weder einen Chiropraktiker noch einen Arzt über Chiropraktik befragen. Beide werden voreingenommen sein.

6. Wie alt ist die Methode? Stellen Sie fest, wie sie der *Prüfung* durch die Zeit standgehalten hat. Existiert sie seit Jahrhunderten oder sogar Jahrtausenden wie Yoga, Kräuterheilung, Chirurgie und Akupunktur, oder wurde sie erst vor ein paar Jahren erfunden?

7. Bitten Sie um *Informationsmaterial*. Ist die Behandlungsart auch bei Leuten außerhalb des eigenen Kreises hoch angesehen, oder besteht die gesamte Literatur darüber aus leidenschaftlichen Erfolgsberichten, die von den Urhebern selber verfaßt wurden? Geben die Vertreter dieser Methode eine Zeitschrift heraus, in welcher über die Theorie und die Bewertung der Behandlung diskutiert wird und in der sie ganz allgemein Kontakt untereinander halten?

8. Fragen Sie nach der Ausbildung des Therapeuten. Erkundigen Sie sich besonders nach seiner oder ihrer Ausbildungslinie. »Wer hat Sie ausgebildet? Wer bildete Ihren Lehrer aus? Wer bildete den Lehrer Ihres Lehrers aus?« Halten Sie nach Wissen Ausschau, das über den Inhalt einer Methode und nicht über seine Randerscheinungen informiert. Medizinisch ausgedrückt heißt das: Ich würde mich wohler bei einem Arzt fühlen, dessen ausbildender »Großvater« eine herausragende Persönlichkeit war, als jemand, von dem ich noch nie gehört habe.

9. Fragen Sie überdies nach *weiterbildendem Training*. Wie hält sich der Vertreter der Methode über neue Entwicklungen auf seinem Gebiet auf dem laufenden?

10. Sprechen Sie mit Patienten, beispielsweise in Selbsthilfegruppen. Jeder, der alternative Methoden anwendet und seinen Lohn wert ist, wird Ihnen entweder Adressen von Leuten geben oder diese bitten, sich mit Ihnen in Verbindung zu setzen. Stellen Sie ihnen die gleichen Fragen, wie Sie es im Zusammenhang mit einem Arzt tun würden. Bewerten Sie wie immer deren Geschichten sachlich.

11. Wägen Sie die Kosten ab. Schätzen Sie die Honorare und andere Kosten der Behandlung ab, und finden Sie heraus, ob sie sich sehr unterscheiden von dem, was man Ihnen normalerweise abverlangt. Sprechen Sie mit Ihrer Krankenkasse, um zu klären, ob Behandlungskosten ganz oder teilweise übernommen werden. Gelegentlich sind mir Forderungen begegnet, die ich nur als Unverschämtheit bezeichnen kann und die mehr auf einen Goldesel hinweisen als auf ein ernstzunehmendes Heilzentrum.

12. Führen Sie ein *Gespräch* mit dem Therapeuten. Wenn alles andere stimmt, brauchen Sie noch einen Partner für eine möglicherweise länger andauernde Patient - Therapeut - Beziehung. Bringen Sie Ihre Vorstellungen genauso ein, wie Sie es bei einem Arzt tun würden.

13. Benutzen Sie vor allem Ihren gesunden *Menschenverstand*. Das heißt, trauen Sie Ihren eigenen fünf Sinnen. Verlangen Sie, daß alle Vorgänge ohne Geheimnistuerei erklärt werden. Bitten Sie den Therapeuten, die Herkunft Ihrer Beschwerden und die in Aussicht genommene Behandlung zu beschreiben. Falls er das nicht zu Ihrer Zufriedenheit tun kann oder will, ist das nichts für Sie. Dies gilt für Ärzte wie für alle anderen Therapeuten.

Die Rolle des Arztes

Ward und Myrna hörten von dem Arzt Dr. B., der Prostatakrebs mit intravenösen Spritzen von bestimmten Chemikalien behandelte statt mit den üblichen Medikamenten oder operativ. »Wir wollen ihn uns ansehen, Myrna«, sagte Ward. »Vielleicht kann ich seine Medikamente bekommen, statt mich operieren zu lassen.«

Dr. B. führte sie persönlich durch die Klinik. Im Behandlungsraum, wo ein Dutzend Patienten auf weichen Liegen, die im Kreis standen, ihre intravenöse Behandlung bekamen, fragte Myrna: »Auf welche Weise wirkt Ihre Behandlung, Dr. B.?« Als Antwort nannte er lediglich die Namen der verwendeten Substanzen und ging weiter in sein Labor. Auf der Fahrt nach Hause meinte Ward: »Das war eindrucksvoll. Eine Menge Leute glauben an Dr. B.« Myrna antwortete: »Ward, ich glaube, das Ganze ist ein Schwindel.« Sie diskutierten bis tief in die Nacht und entschieden sich schließlich dafür, sich nicht auf eine Behandlung einzulassen, hinter der sie nicht voll standen.

Übung: Ich suche mir einen Arzt aus

Angenommen, Sie haben Ihre Liste möglicher Therapeuten auf die drei oder vier beschränkt, mit denen Sie ein Gespräch geführt haben. Wie werden Sie sich dann unter diesen entscheiden? In der folgenden Übung sollen Sie die Feinabstimmung Ihrer Bedürfnisse vornehmen und versuchen, sie mit dem, was der Therapeut Ihnen bietet, in Einklang zu bringen.

1. Schreiben Sie fünf Eigenschaften auf, die Sie bei einem Therapeuten erwarten, und ordnen Sie ihnen auf einer Liste – je nach Bedeutung für Sie – Zahlen von 1 bis 5 zu. 1 hat dabei den größten Vorrang und 5 den geringsten, wie das Beispiel zeigt:

	Bedeutung
Interesse an mir	2
Erwiesene Befähigung in seinem Fachgebiet	1
Angemessene Honorare	5
Sinn für Humor	4
Einfach zu erreichen, da ich schlecht Treppen steigen kann	3

2. Stellen Sie in Ihrem Krankheitstagebuch eine Liste zusammen, die – nach Ihrer Rangordnung – die Eigenschaften auf der linken Seite untereinander aufführt und daneben eine Reihe für jeden Therapeuten offenhält. Beispiel:

Eigenschaften	Dr. Wilson, Orthopädie	Dr. Chan, Akupunktur	Mary Smith, physikalische Therapie
1. Befähigung			
2. Interesse			
3. leichte Erreichbarkeit			
4. Humor			
5. Honorare			

3. Bewerten Sie jetzt jeden Therapeuten in jedem Bereich, und vergeben Sie bei den wichtigeren Eigenschaften mehr mögliche Punkte. Benutzen Sie dabei die folgenden Bewertungsrichtlinien (1 = niedrigste, 10 = höchste Bewertung).

Eigenschaft 1: 1 bis 10 Punkte
Eigenschaft 2: 1 bis 9 Punkte
Eigenschaft 3: 1 bis 8 Punkte
Eigenschaft 4: 1 bis 7 Punkte
Eigenschaft 5: 1 bis 6 Punkte

Nachdem Tom sorgfältig über seine Gespräche mit den drei in Frage kommenden Therapeuten nachgedacht hatte, überlegte er: »Nun, Dr. Wilson bekommt 10 Punkte in Befähigung. Ich werde Mary Smith 9 und Dr. Chan 8 geben.« Er vervollständigte seine Liste folgendermaßen:

Eigenschaften	Dr. Wilson, Orthopädie	Dr. Chan, Akupunktur	Mary Smith, physikalische Therapie
1. Befähigung	10	8	9
2. Interesse	6	9	7
3. leichte Erreichbarkeit	8	6	7
4. Humor	5	7	6
5. Honorare	4	6	5

4. Wenn Sie die Zahlen addieren, wird Ihre Bewertung der einzelnen Therapeuten, im Hinblick auf deren Qualität, sofort deutlich. Dies sollte Ihnen die Wahl erleichtern. Hier sind Toms Ergebnisse:

Eigenschaften	Dr. Wilson, Orthopädie	Dr. Chan, Akupunktur	Mary Smith, physikalische Therapie
1. Befähigung	10	8	9
2. Interesse	6	9	7
3. leichte Erreichbarkeit	8	6	7
4. Humor	5	7	6
5. Honorare	4	6	5
	33	36	34

Nahe beieinander liegende Ergebnisse könnten eine Kombination von zwei Möglichkeiten vorschlagen. Falls Sie sich dazu entschließen, müssen Sie dafür sorgen, daß Sie mit beiden Therapeuten darüber reden, so daß sie wirksam zusammenarbeiten können.

Übung: Selbstbewußtes Auftreten gegenüber dem Arzt

Im vorausgehenden Kapitel haben Sie über den Unterschied zwischen angriffslustigen, passiven und selbstbewußten Formen des Umgangs miteinander gelesen. Ich schildere Ihnen nun, wie das im Zimmer eines Arztes aussehen könnte (ob es nun so abläuft oder nicht):

1. *Angriffslustig:* »Sie hätten mich über die Nebenwirkungen des neuen Medikamentes aufklären müssen – zumal Sie es an einem Freitag verschrieben haben. Ich hätte am Wochenende sterben können!«
2. *Passiv:* »Ich bin kein Arzt, deshalb sollte ich es eigentlich nicht sagen, aber ich habe mich krank gefühlt von den neuen Tabletten, die Sie mir verschrieben haben. Ich vermute, ich bin ein ziemlicher Schwächling, über ein paar Schmerzen zu jammern – aber ich konnte zwei Tage nur im Bett liegen.«
3. *Selbstbewußt:* »Ich reagiere offensichtlich sehr schlecht auf diese neuen Tabletten, die Sie verschrieben haben. Um die Wahr-

heit zu sagen, ich habe starke Schmerzen, und ich wäre Ihnen dankbar, wenn Sie mir etwas anderes aufschreiben würden, das bei mir besser wirkt.«

Erinnern Sie sich, daß eine selbstbewußte Darstellung drei Merkmale hat: Ihre Ansicht der Situation (»Ich habe eine sehr negative Reaktion...«), Ihre Gefühle in diesem Zusammenhang (»ich habe starke Schmerzen...«) und Ihre Wünsche (»verschreiben Sie mir etwas anderes«).

Es ist wichtig, gegenüber Ihrem Arzt selbstbewußt aufzutreten. Machen Sie sich keine Sorgen, daß ihm dies unangenehm sein könnte. Beinahe jeder Arzt, den ich zu diesem Thema befragte, wünscht sich, seine Patienten würden bestimmter auftreten. Die folgende Meinung ist typisch: »Auf wütende und fordernde Patienten reagiere ich anders, als die Patienten es wollen. Und bei passiven, unterwürfigen Leuten fühle ich mich ebenso unwohl in meiner Haut, als ob man von mir verlangen würde, zu viel Verantwortung auf mich zu nehmen.«

Die folgenden Übungen sind für Sie, wenn Sie meinen, Sie könnten Ihrem Arzt gegenüber selbstbewußter auftreten.

Bildliche Vorstellung

1. Entspannen Sie sich, schließen Sie die Augen, und stellen Sie sich Ihren nächsten Besuch bei Ihrem Arzt vor. Sehen Sie sich aufrecht sitzen und den Doktor anschauen. Sollten Sie sich zusammengesackt in Ihrem Stuhl hängen sehen und dabei zu Boden schauen (Sie sind passiv) oder mit zusammengepreßtem Mund und geballten Fäusten nach vorn gelehnt (Sie sind angriffslustig), dann verändern Sie das Bild, bis Sie einfach nur selbstbewußt erscheinen: entspannt, aufrecht, kraftvoll.

2. Wählen Sie ein Thema, zu dem Sie bei Ihrem nächsten Arztbesuch selbstbewußt erscheinen möchten. Machen Sie sich klar, wie Sie darüber denken, was Sie dabei empfinden und welche Bedürfnisse Sie erfüllt haben möchten. Beobachten Sie, wie Sie in Ihrer Vorstellung die drei bekannten Haltungen mit Worten ausdrücken. Wiederholen Sie diese laut. Schreiben Sie die Sätze in Ihr Krankheitstagebuch. Zum Beispiel: Ich habe über die Operation nachgedacht, die Sie mir vorgeschlagen haben. Wenn ich an all den Streß denke, dem ich zur Zeit ausgesetzt bin, ist mir der Gedanke an eine Operation unangenehm. Ich möchte gern, daß sie aufgeschoben wird.

Rollenspiele

1. Finden Sie einen befreundeten Menschen, der bereit ist, mit Ihnen Rollenspiele durchzuführen. Sitzen sie sich dabei gegenüber, so als wären Sie Arzt und Patient.

2. Als selbstbewußter »Patient« sagen Sie auf selbstbewußte Weise, was Sie sich vorstellen, während Sie in Ihrer Haltung eine Körpersprache sprechen, die weder unsicher noch angriffslustig ist. (Sie haben keine Anweisungen gegeben, wie Ihr Gegenüber sich verhalten soll. Seine Antworten werden Sie vielleicht mehr herausfordern, als Ihr Arzt es tun würde.)

Sie: Ich habe gemerkt, daß ich bei jedem meiner drei letzten Besuche ein bißchen länger im Wartezimmer warten mußte.

Freund(in): (unterbrechend) Nun, wir waren sehr beschäftigt.

Sie: Wenn ich bei einem angemeldeten Besuch so lange warten muß, nachdem ich selbst pünktlich war, habe ich das Gefühl, daß Sie meine Zeit nicht respektieren.

Freund(in): Ich habe schließlich eine Menge Patienten zu behandeln.

Sie: Ich sagte, ich habe das Empfinden, daß Sie keinen Respekt vor meiner Zeit haben.

Freund(in): Natürlich respektiere ich Ihre Zeit. Wir waren einfach nur so beschäftigt hier.

Sie: Das nächste Mal hätte ich gern eine genauere Zeitangabe für meinen Termin. Da Sie ja wissen, wieviel Sie zu tun haben, tragen Sie mich bitte ein, wenn Sie mich auch wirklich drannehmen können. Ich werde pünktlich sein.

Freund(in): Das ist eine gute Idee. Ich werde meiner Sprechstundenhilfe Bescheid geben. Es tut mir leid, daß ich Ihnen Ungelegenheiten bereitet habe.

Haben Sie bemerkt, daß Sie sich nicht beirren ließen, obwohl Ihr Gegenüber Sie unterbrach? Und Sie kamen auch immer wieder auf Ihre Forderung nach Achtung vor Ihrer Zeit zurück, obwohl das anfangs beiseite geschoben wurde. Bestimmtes Auftreten bedeutet, daß Sie an Ihren echten Bedürfnissen so lange festhalten, bis sie beachtet werden.

Übung: Finden Sie Ihren inneren Heiler

Sie bekommen mehr Hilfe, als Sie bisher vielleicht glaubten. Sie haben Ihren Arzt, mit dem Sie die heilsame Zusammenarbeit ständig verbessern werden. Und tief in Ihrer Vorstellung gibt es einen »inneren Heiler«, eine feine Stimme der Weisheit. In dieser Übung werden Sie sich diesem inneren Heiler nähern. Er macht Ihnen den Hintergrund Ihrer Krankheit bewußt und zeigt Ihnen den Schlüssel zu Ihrer Heilung.

1. Verschaffen Sie sich dreißig Minuten, in denen Sie allein und völlig ungestört sind.

2. Sitzen oder liegen Sie in bequemer Haltung, schließen Sie die Augen und richten Sie Ihre Aufmerksamkeit auf Ihren Atem, wie Sie es in den vorhergehenden Übungen taten.

3. Stellen Sie sich vor, daß irgendwo in Ihrem Körper – wo immer Sie es wollen – eine tiefe Quelle von wohltuendem Wissen sitzt, Ihr innerer Heiler. Lenken Sie Ihren Atem ausschließlich in diesen Bereich. Natürlich atmen Sie nicht wirklich in Ihren Bauch oder Ihren Fuß; Sie benutzen den Atem als ein Transportmittel für Ihre Aufmerksamkeit. Stellen Sie sich vor, daß jede Einatmung noch mehr Aufmerksamkeit in dem von Ihnen gewählten Bereich sammelt und konzentriert. Jede Ausatmung läßt alle Aufmerksamkeit los, die sich auf etwas anderes richtete.

4. Spüren Sie – oder stellen Sie es sich, wenn nötig, vor –, welche Gefühle, welche körperlichen Empfindungen nun in dem von Ihnen ausgewählten Bereich vorhanden sind. Diese Empfindungen spiegeln die Anwesenheit Ihres inneren Heilers. Benutzen Sie Ihre Vorstellungskraft, sich ein Bild von diesem Wesen auszumalen. Ihr innerer Heiler kann nämlich weiblich oder geschlechtslos sein – als Kind, Erwachsener oder älterer Mensch erscheinen –, menschlich, tierisch, pflanzlich oder mineralisch sein – vielleicht hat er gar keinen materiellen Körper. Leute, die diese Übung machen, sind regelmäßig überrascht, wer oder was ihren inneren Heiler darstellt.

5. Malen Sie Ihren inneren Heiler bunt aus. Nehmen Sie lebhafte Farben und zeigen Sie Einzelheiten auf. Merken Sie sich, welche Züge des Bildes Sie mit Wohlwollen in Verbindung bringen.

6. Stellen Sie Ihrem inneren Heiler eine Frage. Beginnen Sie mit etwas Einfachem, damit Sie leichter Kontakt bekommen.

7. Stellen Sie weitere Fragen, sobald Sie und Ihr innerer Heiler sich besser kennen. Fragen Sie zum Beispiel, was die wichtigsten Teile der Geschichte sind, die Ihnen Ihr *Leiden* erzählt. Fragen Sie, wer außer Ihnen deutlich von Ihrer Krankheit mitbetroffen ist, und wie diese Auswirkungen sich zeigen. Fragen Sie, was Sie tun können, um sich und auch Ihre Familienmitglieder zu heilen. Fragen Sie, was Sie wollen, aber verstehen Sie auch, daß Ihre Antworten wahrscheinlich eine bildhafte Form haben, die etwas anderes ausdrücken will.

Ed hat ein Plasmocytom, das ist ein langsam fortschreitender Knochenmarkskrebs. Er macht sich hauptsächlich durch Müdigkeit bemerkbar. Manchmal kommt Ed kaum aus dem Bett, Arbeiten im Haushalt kann er überhaupt nicht mehr erledigen. Seine Frau Rhoda ist zur Halbtagsarbeit übergegangen, um für Ed sorgen zu können.

»Ich sah meinen inneren Heiler ausgerechnet als eine Ente«, sagte Ed. »Er trug ein Abhörrohr und ein Namensschild ›Dr. Quack‹. Ich konnte zuerst nicht glauben, daß mein Verstand so lächerlich sein sollte, aber schließlich hatte ich immer einen Hang zur Albernheit – vielleicht wie eine Ente. Dr. Quack hielt mir einen Vortrag über mein Leben, indem er mir einzelne Dias zeigte. Die meisten waren Bilder von Rhoda. Mein Gott, wie erschöpft sie aussah!

Ich schrieb in mein Tagebuch, daß ich mir nicht klargemacht hatte, wie sehr meine Krankheit auch sie betraf. Wir sprachen darüber und fanden jemanden, der zwei halbe Tage in der Woche zum Putzen und Kochen kam. Das ist zwar teuer, aber nicht so teuer, als wenn Rhoda völlig erschöpft sein würde.«

8. Danken Sie Ihrem inneren Heiler mit einem Akt der Freundlichkeit gegen sich selbst. Der innere Heiler wird vorschlagen, was das sein könnte. Nehmen Sie es ernst. Dann verabschieden Sie sich.

»Mein innerer Heiler ist mein Geburtsstein, ein nur in der Vorstellung vorhandener Topas«, sagt Bert. »Ich befrage ihn, wenn ich heilsame Informationen haben möchte. Wenn er bereit ist,

Richtlinien für eine Entscheidung

mir etwas mitzuteilen, wird er warm – die Farbe ändert sich von gelb zu rot –, und dann scheine ich Worte zu hören. Ich weiß, es gibt keinen wirklichen Topas, der mich berät. Ich benutze das Bild nur als Anhaltspunkt für meine Vorstellungskraft.

Wie auch immer – er teilte mir jedenfalls mit, ich hätte auch deswegen so schwere Arthritisschmerzen, weil ich einsam sei, was stimmt. Die Gelenkentzündung wurde plötzlich ganz schlimm, nachdem Nell vor zwei Jahren gestorben war. Aber aus irgendeinem Grunde war ich vermutlich selbst daran schuld, daß ich allein blieb. Der Topas sagte, dies sei die Ursache der Schmerzen.

Ich fragte ihn, was ich dagegen machen solle. Ich kenne nämlich nicht viele Leute hier, und es fällt mir immer noch schwer, mit anderen Menschen zusammenzukommen. Er erklärte mir, ich solle für den Augenblick selber ein idealer Begleiter für mich sein. Also duschte ich, rasierte mich und zog mich an, als ob ich zu einer Verabredung ausginge. Ich steckte mir sogar eine Blume ins Knopfloch. Ganz allein ging ich in ein großes Restaurant, und ich muß sagen, ich amüsierte mich großartig. Die ganze Nacht hatte ich keine Schmerzen.«

9. Tragen Sie wie gewöhnlich die Ergebnisse dieser Übung in Ihr Krankheitstagebuch ein. Fügen Sie eine ausführliche *Beschreibung* Ihres inneren Heilers hinzu sowie Ihre Erklärung seiner Antworten. Fragen Sie, wenn Sie möchten, auch Ihren Ehepartner oder einen nahen Freund nach deren Deutung.

Was Ihnen hilft

Unterstützung

Unterstützung ist Hilfe. Sie ist der Boden, in dem das Heilen wächst. Unterstützung enthält sowohl praktische Hilfe – zum Beispiel eine angenehme Umgebung, gutes Essen, angemessene Ruhe und Zeit zum Nachdenken – als auch persönliche Zuwendung, eine besondere Art im Umgang miteinander.

Praktische Unterstützung

Jeder Mensch, ob krank oder nicht, hat Grundbedürfnisse: Nahrung, Wohnung, saubere Luft und sauberes Wasser, eine Privatsphäre, Schlaf und so weiter. Sie und diejenigen, die für Sie sorgen, müssen Ihre Situation klären, um diese Grundbedürfnisse befriedigen zu können. Hier sind ein paar genauere Angaben zu den wichtigsten, nämlich Nahrung und Wohnung.

Essen Sie gut

Das bedeutet nicht, daß Sie üppige oder teure Nahrungsmittel essen sollen, sondern nahrhafte Kost, die auf eine gesunde Weise zubereitet ist. Ich bin sicher, Sie kennen den Satz: »Man ist, was man ißt.« Mit dieser Regel werden Fleischesser vielleicht fleischiger oder Vegetarier nach und nach pflanzlicher. Ich weiß es nicht, aber ich bin sicher, das Umgekehrte trifft zu: Man ißt, was man ist. Mit anderen Worten, Ihre Essensgewohnheiten sind unweigerlich ein Ausdruck Ihrer Vorstellung von sich selbst.

Wenn Sie sich wohl fühlen in Ihrer Haut, essen Sie gut. Wenn Ihr Selbstbild abstürzt, essen Sie schlecht.

Dies ist eine alarmierende Feststellung, denn die meisten Menschen essen schlecht – unabhängig vom Einkommen.

Die Leute fahren hintereinander – den Motor im Leerlauf – in drive-in-Schnellgaststätten, um »Futter« zu kaufen, das aus Zucker, Salz und gesättigten Fetten zusammengemischt, mit chemischen Geruchsstoffen versehen, von gelangweilten Verkäuferinnen zusammengestellt und verabreicht wurde, die keine Ahnung von Nahrungsmitteln haben, außer daß sie in dünnen Styroporbehältern angeliefert werden.

Zu Hause werden die Mahlzeiten gewöhnlich planlos ausgewählt. Ein Tablett mit all dem chemisch behandelten Zeug kommt in die Mikrowelle, und vor dem Fernseher wird es dann gierig verschlungen, ohne daß die Familie ein Wort dabei miteinander wechselt.

Diese Eßgewohnheiten sprechen eine deutlichere Sprache als alles, was ich vielleicht über Nahrungsmittel selbst zu sagen hätte. Essen kann fast so etwas wie eine heilige Handlung sein, die gleichzeitig Ihrer körperlichen Ausgeglichenheit, Ihren nährenden Beziehungen und der nahrhaften Welt Ehre erweist. Aber viel zu oft handelt es sich beim Essen um blinden biologischen Wahnsinn, um eine Herde von Zweifüßlern, die gedankenlos in einem hochtechnisierten Trog herumschnüffelt.

Offen gesagt, es interessiert mich weniger, was Sie in Ihren Mund stecken, als vielmehr, wie es dahin kommt. Sie werden heilsamere Energie entwickeln, wenn Sie an einem hübsch gedeckten Tisch mit anderen zusammen Zuckerstangen kauen, als wenn Sie Haferkleie und Joghurt von Ihrem Tablett in sich hineinschaufeln, während gleichzeitig aus dem Fernseher künstliche Lachsalven dröhnen.

Ich mache Ihnen einige Vorschläge, die den einfachen Vorgang des Essens in ein heilendes Ereignis umwandeln. Probieren Sie es nur einmal aus, und ich garantiere Ihnen, Sie werden es wiederholen.

Kaufen Sie echte Nahrungsmittel. Die meisten Gerichte, für die Reklame gemacht wird, sind in so hohem Maße chemisch aufbereitet, daß die Ursprünglichkeit von Form und Geruch sowie der einzelnen Bestandteile verlorengegangen ist. Industriell hergestellt sind solche Gerichte eine Beleidigung Ihrer Persönlichkeit.

Frische Früchte und Gemüse, ungeschältes Korn und echtes Brot dagegen regen sowohl die Sinne als auch den Geschmack an. Sie verlangen Ihren Einfallsreichtum und kosten weniger als ihre industrielle Nachahmung.

Bereiten Sie das Essen ausdrücklich für jemanden, den Sie lieben. Tun Sie das auch, wenn Sie allein essen.

»Als ich nach meiner Operation nach Hause kam, erledigte Max die ganze Kocherei«, berichtete Judith. Er hatte nie zuvor jemals gekocht. Zum Frühstück brachte er mir wäßrige Eier, verbrannten Toast, lauwarmen Kaffee und eine Rose ans Bett. Dabei sagte er: ›Liebling, ich hätte es besser gemacht, wenn ich gewußt hätte, wie‹. Das Frühstück war so gut, daß ich beim Essen weinte.«

Decken Sie richtig den Tisch. Das muß nicht sonderlich phantasievoll sein, aber fügen Sie etwas besonders Hübsches hinzu, wie eine einzelne Blume, Stoffservietten oder Kerzen. Lassen Sie den Fernseher zum Essen aus. Am besten bringen Sie ihn gleich auf den Müll.

Beten Sie. Sie müssen kein bedeutungsvolles religiöses Ritual vollziehen. Betrachten Sie Ihr Gebet wörtlich als einen Akt der Danksagung, als eine Pause im Alltag. Danksagung ist bewußte Anerkennung der Nahrung und eine Erinnerung daran, daß alle gegenwärtigen Freuden unbeständig sind.

Nehmen Sie sich Zeit. Sorgen Sie dafür, daß nichts Sie zu großer Eile beim Essen zwingt. Lassen Sie die Kinder aufstehen, wenn sie es möchten. Fühlen Sie, wie angenehm das Leben sein kann.

Was das Essen selber angeht, setzen Sie nicht alles Vertrauen in eine besondere Diät. Die Leute erfinden für bestimmte Krankheiten Dutzende von Diätarten und denken sich ständig neue aus, die sie dann als ›neu!‹ und ›verbessert!‹ anpreisen. Betrachten Sie das mit Zurückhaltung. Essen Sie vernünftig (nach den Anweisungen Ihres Arztes), und bemühen Sie sich, das Vergnügen und die Feinheit Ihrer Eßweise zu verbessern.

Wie essen Sie nun aber vernünftig? Die Weisheit, die aus immer neuen theoretischen Studien entspringt, scheint sich wöchentlich zu verändern. Passen Sie also Ihre Ernährung nicht jeder neuen Mode an. Trotz unterschiedlicher Ansichten, was die Einzelheiten angeht, sind bestimmte Grundsätze allgemein ziemlich anerkannt:

Tierische Fette sind gefährlich. Tierische Fette und solche einiger weniger Pflanzen (vor allem Palm- und Kokosnußöl) sind hochgradig gesättigte Fette. Sie können im ganzen Körper kleine Arterien schleichend verstopfen und verursachen, von der Ernährung her gesehen, bei weitem die meisten Herzkranzgefäßkrankheiten – Herzanfälle und

Herzschläge – und sind in wachsendem Maße an einigen Krebsarten beteiligt.

Das heißt, Fleisch und Vollmilchprodukte sind auf die Dauer gefährlich. Das meiste Fleisch im Verkauf enthält nicht nur hohe Bestandteile an gesättigten Fetten, sondern auch Hormone, Antibiotika und was sonst den Tieren aus Verkaufsgründen noch eingespritzt oder gefüttert wurde. Geräuchertes Fleisch, wie zum Beispiel roher Schinken, enthält Nitrogen-Anteile, die bekanntlich Krebs auslösen.

Wir fangen gerade erst an, einzusehen, daß tierische Fette unzweifelhaft mehr Todesfälle verursachen als Heroin und Kokain zusammen. Das gilt übrigens auch für Tabak und Alkohol. Eines Tages werden wir uns vermutlich wundern, warum wir die Fleischlieferanten nicht eingesperrt haben.

Vermeiden Sie Zucker. Lesen Sie die Liste der Zutaten, wenn Sie das nächste Mal einkaufen gehen. Versuchen Sie, Mayonnaise, Erdnußbutter, Crackers oder selbst gefrorene Pizza zu finden, die keinen Zucker enthalten, der sich unter den verschiedensten beschönigenden Namen wie Dextrose, Rohrzucker, Fruktose-Getreidesirup versteckt.

Das Problem mit überflüssigem Zucker liegt darin, daß er nur kurzfristig Energie zuführt. Während Sie sich »voll« damit fühlen, enthält er keinerlei Nährwert, sondern nur Kalorien. Aufgenommenen Zucker, der nicht zur unmittelbaren Energieumwandlung gebraucht wird, speichert der Körper als Fett. Allein 1989 entnahmen Chirurgen, die Liposuktionen (Operationen zur Fettentfernung) durchführen, von den Amerikanern einhundert Tonnen Fett. In einer Welt voller Hunger ist das verrückt.

Ich habe den allgemeinen Hang, fast jedem Produkt Zucker zuzufügen, nie begriffen. Er verkürzt tatsächlich das Leben. Und während Zucker in diesen Mengen ein Festessen für die Zahnbakterien bedeutet, wird er vom Verbraucher kaum wahrgenommen. Vor einigen Jahren überredete ein Kollege, der Vorlesungen in Medizin hält, den Chef der Cafeteria der dortigen Universität, den Zuckeranteil in seinen Backwaren eine Woche lang um zwei Drittel zu kürzen. Der Unterschied fiel offensichtlich niemandem auf, denn die Angestellten erhielten keinerlei Reaktion darauf.

Essen Sie mehr Gemüse, Früchte und Getreide. Mit diesen Dingen kann man nichts falsch machen. Sie sind nahrhaft, vergleichsweise preiswert und reich an verdauungsfördernden Ballaststoffen.

Gestalten Sie Ihr Heim persönlich

Ihr Heim – Haus, Wohnung, Wohnwagen oder sogar Krankenzimmer – sagt bereits viel über Sie aus. Überall lassen Sie Spuren Ihrer Persönlichkeit. Ein Beobachter kann zum Beispiel unter anderem sagen, ob Sie lässig, ordentlich oder von zwanghaft peinlicher Gründlichkeit sind. Er erkennt Ihre persönlichen Gewohnheiten, die Kräfteverteilung innerhalb Ihrer Familie und Ihren Geschmack über Bücher, Musik und Kunst.

Da Ihre Wohnung ohnehin Ihr Wesen widerspiegelt, was möchten Sie noch genauer zum Ausdruck bringen? Schauen Sie sich in Ihrem Heim um. Was gefällt Ihnen? Drückt es so ziemlich aus, wer Sie im Moment sind? Sind einige Teile überholt, nicht zutreffend oder häßlich? Was könnten Sie ändern, um mehr Freiraum zu schaffen, neue Gewohnheiten zu entwickeln oder Schönheit zu verbreiten?

Vielleicht lesen Sie dies, während Sie im Krankenhaus liegen. Eine Sache, die mich an Krankenhäusern stört, ist, daß sie im allgemeinen alles Persönliche ausschalten und von der platten Nützlichkeit einer Fabrik sind.

Das war nicht immer so. Im Mittelalter wurden die Krankenhäuser von den Kirchen geführt. Die einzig wirkungsvolle Medizin war geistlicher Natur: Da gab es die Kirchenarchitektur mit ihren mächtigen gewölbten Decken und den leuchtenden Glasfenstern, religiöse Übungen, innige Gebete, schweigende innere Betrachtung und Unterwerfung unter Gottes Willen und die Anmut der pflegenden Nonnen. Natürlich überflutete diese Zeit Krankheit mit religiösen Gedanken. Die moderne Medizin, die in der industriellen Revolution geboren wurde, veränderte das Krankenhaus vom geistlichen zum weltlichen, von der Kirche zur Fabrik.

Wie man von Ihnen erwarten kann, Ihre persönliche Ausstrahlung zu bewahren, wenn Sie in ein Einheitszimmer, Einheitsbett und Einheitsnachthemd gesteckt werden, wundert mich. Sie brauchen um sich herum Erinnerungen an Ihr eigenes Leben. Die Patienten sollten ermutigt werden, persönliche Dinge mitzubringen, zum Beispiel Bilder und sogar kleinere Gegenstände des täglichen Lebens, die Ihrer Anwesenheit Ausdruck verleihen und deshalb in Ihnen persönliche Kraft entfalten. Ihr Beharren auf einer für Sie wichtigen persönlichen Note wird in naher Zukunft auf immer größeres Entgegenkommen stoßen.

Hier sind ein paar Vorschläge, wie Sie Ihr Heim zu einer heilsamen Umgebung machen können:

1. Lernen Sie von Ihrem Heim. Betrachten Sie es gelegentlich wie ein *Außenstehender*. Was können Sie aus der Wohnungsgestaltung über ihren Bewohner oder ihre Bewohnerin lernen? Ist dies die Botschaft, die Sie aussenden wollen?

2. Nehmen Sie *Veränderungen* vor, die Ihren augenblicklichen Gewohnheiten entsprechen. Vielleicht ist alles gut so, wie es ist. Wenn nicht, stellen Sie Möbel um, geben Sie Sachen weg, gestalten Sie Zimmer neu oder ziehen Sie vielleicht sogar um. Natürlich kann es sein, daß Ihre Vorstellungen nicht allen gefallen, verhandeln Sie deshalb mit den übrigen Familienmitgliedern.

3. Machen Sie wichtige *Erinnerungszeichen* sichtbar. Ich sage dies nicht, damit Sie Ihr Heim in eine selbstgefällige Ruhmeshalle verwandeln. Sie sollen vielmehr entscheiden, welche Erinnerungen wesentlich sind und welche in der Schublade bleiben können.

4. Zeigen Sie, was Sie selber *geschaffen* haben. Natürlich sind Sie nicht van Gogh. Aber beinahe jeder hat ein bißchen photographiert, Handarbeiten gemacht, gezeichnet, getöpfert oder geschnitzt oder sonst eine handwerkliche Arbeit betrieben. Erweisen Sie Ihrem Ideenreichtum Ehre und geben Sie zu, daß etwas, das Sie gemacht haben, mindestens so gut ist wie irgendein anderes Kunstwerk, das jetzt Ihr Heim schmückt.

> *»Ich ersetzte alle Türgriffe und Wasserhähne durch diese riesigen ungeschlachten Dinger, die meine arthritischen Hände bedienen können«, sagte Virginia. »Sie sind nicht wirklich schön, aber genau das, was ich brauche. Mir wurde klar, daß ich, da ich jetzt allein bin, tun kann, was ich will, also passe ich alles meinen Bedürfnissen an. Ich nahm die meisten Möbel heraus, weil alles so vollgestopft war, und ersetzte sie durch diese großen Kis-*

sen. Wußten Sie übrigens, daß ich seit Jahren mit Wasserfarben gemalt habe? Nein? Nun, ich zweifle, ob irgend jemand eine Ahnung davon hat, ich habe nämlich alle Bilder in einem Schrank verborgen gehalten. Aber jetzt ließ ich sie rahmen und hing sie auf. Wenn ich sie leid bin, nehme ich sie einfach ab und male neue.«

5. *Widerstehen* Sie der Versuchung, sich zu entschuldigen. Ich vermute, wir sind alle geübt darin, uns wegen häuslicher Dinge zu entschuldigen:»Bitte beachten Sie das Durcheinander nicht.«»Wir haben diese scheußliche Küche geerbt.«»Wir werden hier bei Gelegenheit eine Deckenleuchte anbringen.«»Unser Rasen ist von der Trockenheit ganz braun.«

6. Denken Sie daran, daß Ihre Wohnung ein *Bild Ihrer selbst* ist. Da ich Ihnen raten würde, sich nicht für sich selbst zu entschuldigen, sollten Sie Besucher einfach ohne Ausreden willkommen heißen. Im Augenblick ist es, wie es ist.

Persönliche Unterstützung

Heilung kann wie eine geheimnisvolle Reise durch fremdes Gebiet sein. Es ist möglich, daß Sie ohne die Hilfe anderer gesund werden können, aber der Prozeß wird mit anderen Menschen schneller und einfacher verlaufen. Ich hörte einmal von einem in der Abgeschiedenheit lebenden Chirurgen, der es für nötig hielt, seinen eigenen Blinddarm zu entfernen. Er schaffte es gut, aber ich wette, daß er sich sehnlichst ein wenig Unterstützung wünschte.

Wer von persönlicher Unterstützung spricht, meint die unterschiedlichsten Dinge. Deshalb nun einige Beobachtungen, die hoffentlich klarmachen, was damit gemeint ist und was nicht.

Unterstützung ist Liebe. Leider gibt es mehr Erklärungen für »Liebe« als für »Unterstützung«. Unter Liebe verstehe ich die Zuwendung völliger Aufmerksamkeit. Sie brauchen keine erotischen Phantasien über die Menschen zu haben, Sie müssen sie nicht einmal gernhaben, um Ihnen Ihre völlige Aufmerksamkeit zu schenken. Sie drücken Ihre Liebe gegenüber anderen Menschen aus, wenn Ihre Aufmerksamkeit sich ganz auf sie richtet: Sie unterstützen sie, wenn Sie im Zusammensein mit jemandem nicht eigenen Gedanken nachhängen.

Marty, zweiundsechzig Jahre alt, hatte vor zwei Jahren einen Schlaganfall, nach dem er über ein Jahr nicht sprechen konnte. Heute sagt er: »Obwohl meine Frau Alice sehr viel zu tun hatte, blieb sie jedesmal zwei Stunden hintereinander bei mir, während ich mich erholte. Sie saß einfach da; machmal las sie mir vor. Aber sie sprach nicht viel, und wenn Sie sie kennen, wissen Sie, daß ihr das nicht ähnlich sieht. Wir hatten in diesen Stunden nichts zu tun, als einfach beieinander zu sein, und das war eine neue Erfahrung für uns. Mehr als jemals zuvor verstehe ich jetzt, wie sehr wir uns lieben. Ich spreche heute wieder, aber wahrscheinlich weniger als vorher, und das ist in Ordnung. Ich liebe es immer noch, einfach nur mit Alice zusammenzusitzen.«

Unterstützung besteht mindestens soviel aus *Zuhören* wie aus *Reden*. Die häufigste Frage, die mir von Freunden schwerkranker Menschen gestellt wird, lautet: »Was soll ich sagen?« Ich verstehe ihre Furcht. Sie widerstehen der Versuchung zu erklären: »Alles wird wieder in Ordnung kommen«, oder »Ich kann mir vorstellen, wie schwer dies für dich sein muß«, denn sie wissen, wie nichtssagend solche Bemerkungen häufig klingen. Sie wollen helfen, wissen aber nicht, wie. Die meisten nehmen an, daß ihre Hilfe darin besteht, etwas Tröstliches zu sagen.

Aber die hilfreichste Unterstützung kommt aus dem Zuhören. Man soll kranke Menschen ermuntern, auszusprechen, was sie in ihrem Leiden erfahren. Sie müssen von ihren Hoffnungen und Ängsten erzählen dürfen und schildern können, wie ihr Leben sich verändert hat.

»Ich kenne niemanden, der so lange die Lyme'sche Krankheit (eine durch Zeckenbiß übertragene Infektionskrankheit) hatte wie ich«, erzählt Patty. »Monatelang lag ich im Bett auf dem Rücken, während meine Ärzte ein Medikament nach dem anderen bei mir ausprobierten. Die Unterstützung mancher Freundinnen war sehr hilfreich für mich, die anderer weniger. Eine brachte mir Literatur über das Thema und homöopathische Tropfen und erklärte mir, ich würde gesund werden, wenn ich nur diesen Anweisungen folgte. Dann ging sie. Ich hatte das Gefühl, meine Krankheit machte sie nervös.

> *Meine Freundin Jeanne dagegen brachte mir hin und wieder Suppe und blieb eine Weile bei mir. Sie fragte mich immer, wie mir zumute sei und was es bedeute, dies durchmachen zu müssen. Nach diesen Gesprächen fühlte ich mich immer wohler, vielleicht, weil ich aus ihnen lernte. Wenn ich mit Jeanne redete, sagte ich manchmal Dinge, von denen mir gar nicht bewußt war, daß ich sie empfand.«*

Unterstützung ist *Bestärkung*. Wenn Sie krank sind, ist es schwer, sich daran zu erinnern, daß Ihre Gefühlsreaktionen normal und wichtig sind. Eine unterstützende Person bestärkt Sie freundlich darin, diese Reaktionen auf Ihr Leiden zu bejahen.

Unterstützung bedeutet, Ihr *besseres Selbst* zu stärken. Manchmal ist derjenige der beste Freund, der Sie ins Kreuz tritt, wenn Sie es nötig haben. Die hilfreichsten Menschen sind die, die Sie freundlich nahe bei der Wahrheit halten.

> *Ernie erholte sich von einem starken Schleudertrauma, das er während eines Autounfalls vor drei Jahren bekommen hatte; aber eine andauernde langsame und undeutliche Aussprache war zurückgeblieben. Er arbeitet freiwillig als vollwertiger Berater in einem Behindertenzentrum.*
>
> *Heute berät er dort Tom, der ebenfalls aufgrund eines Schleudertraumas undeutlich spricht. Ernie hat Tom jetzt in sechs Sitzungen erlebt und ist überzeugt, daß er unbewußt das tut, womit er die Leute aus der Fassung bringt, besonders Frauen.*
>
> *Immer wieder taucht das gleiche Thema auf: »Mein Problem ist, daß ich Frauen nicht dazu bringen kann, mich zu mögen. Es liegt an meiner Sprechweise«, klagt Tom. Darauf antwortet Ernie: »Dein Problem ist, daß du dich wie ein Narr aufführst. Außerdem redest du komisches Zeug. Solange du glaubst, das Sprechen sei der einzige Grund für deine Schwierigkeiten, wirst du dich weiterhin wie ein Narr benehmen.«*

Es ist wichtig, jemanden zu kennen, der die gleiche Erfahrung gemacht hat. Hilfe kommt häufig von den Menschen, die ehrlich auf Ihre Gefühle eingehen, weil sie das gleiche erlebt haben. Diejenigen, die eigene Schmerzen und Ängste durchmachen mußten, können die Ihren einfühlsamer begreifen. Aus diesem Grund ist ein »verwundeter Heiler« auch so überzeugend. Einige der erfolgreichsten Heiler, die ich kenne, sind Menschen, die selber chronische oder schwere akute Krankheiten durchgemacht haben. Oft finden Sie Gleichgesinnte in einer Selbsthilfegruppe ganz in Ihrer Nähe. Fragen Sie Ihren Therapeuten danach.

Für den Begriff »mit jemandem fühlen« gibt es in verschiedenen Sprachen den gleichen Wortstamm. Ein mitfühlender Mensch bedauert Sie nicht, und Sie tun ihm nicht leid, sondern er empfindet einfach, was Sie empfinden. Darin liegt eine gewisse Zauberkraft, weil Sie wissen, daß er innerlich wirklich bei Ihnen ist.

Thomas, ein fünfzigjähriger Arzt, berichtet: »Mein Partner Frank hatte vor einigen Jahren einen Gallenstein. Ich konnte damals nicht verstehen, daß er ein solches Theater deswegen machte.

Als ich vorigen Monat den ersten Anfall von Gicht bekam, wurde mir klar, daß Schmerzen weit mehr bedeuteten, als ich gedacht hatte. Ich war maßlos erschrocken und so verängstigt, daß ich nicht einmal begreifen konnte, was der Notfallarzt zu mir sagte.

Aber dann erschien Frank. Schon daß ich ihn sah, machte mich ruhig, denn hier war jemand, von dem ich wußte, daß er auch Schmerzen gehabt hatte und mich wahrscheinlich verstehen würde. Frank übernahm meinen Fall, und die Gespräche mit ihm halfen mir über die Sache hinweg. Er wußte aus eigener Erfahrung, wie verloren ich mich fühlte, und er konnte mich überzeugen, daß ich völlig normal auf ein eigentlich ganz einfaches Problem reagierte.

Ich sehe die Schmerzen und Leiden meiner Patienten jetzt mit ganz anderen Augen. Selbst auf die Gefahr hin, Verwunderung zu erregen, muß ich sagen, daß es für die Arbeit eines Arztes sehr wertvoll ist, selber krank zu werden.«

Unterstützung fängt in unserem *Innern* an. Wenn Sie in Ihrem Innersten entschlossen sind, sich hilflos und ohne Hoffnung zu fühlen – wie es bei manchen Menschen der Fall ist –, wird Ihnen alle Unterstützung der Welt nicht helfen.

Heilung ist möglich, selbst wenn es keine Hoffnung auf Gesundwerden gibt. Unter guten Bedingungen können Sie selbst im Sterben ruhig sein. Mir fällt dabei ein verblüffender, aber überzeugender Ausspruch des amerikanischen Gurus Ram Dass ein:»Ich kann Sie beruhigen, Sterben ist eine völlig sichere Angelegenheit.«

> *Maureen, die Krebs im fortgeschrittenen Stadium hatte, wurde im Krankenhaus immer schwächer. Sie begann vor Verzweiflung zu schreien. Der Stationsarzt holte einen Psychiater zu Hilfe.*
>
> *»Ich merkte auf einmal, daß ich hier ganz allein lag und starb«, sagte sie.»Ich bin immer ganz allein gewesen. Ich dachte, irgend etwas würde vielleicht geschehen, um das zu ändern, aber es passierte gar nichts, und jetzt weiß ich, daß sich auch nichts ändern wird. Der Arzt holte also diese Fachärztin für Psychiatrie. Sie kam zu mir ins Zimmer und stellte sich als Dr. Sutton vor. Sie stand nur so da und schaute mich an. Ich sagte nichts. Sie kam zu mir herüber, setzte sich auf mein Bett und hielt einfach meinen Kopf.*
>
> *›Mein Gott‹, weinte ich, und weinte und weinte. Wir sprachen kaum miteinander. Sie weinte auch, und wir steckten uns gegenseitig Papiertaschentücher zu. Und dann hörte ich auf zu weinen. Dr. Sutton kommt nun täglich und schwätzt einfach zehn Minuten lang mit mir, und das ist alles, was ich im Augenblick wirklich brauche.«*

Die Selbsthilfegruppe

»Unterstützung« ist nicht in den gelben Seiten aufgeführt. Sie müssen sie selber finden. Fangen Sie bei sich selbst an, erwarten Sie sie von Ihrer Familie, und suchen Sie sich geeignete Helfer aus den übrigen Leuten heraus. Eine wirkungsvolle Art der Unterstützung wird von denjenigen kommen, die im gleichen Boot sitzen wie Sie. Wenn Sie Krebs haben, werden andere Krebskranke Ihnen am besten helfen können, da sie die gleichen Erfahrungen machen wie Sie. Lassen Sie uns Krebs als Beispiel nehmen; aber wenn Sie dies lesen, bringen Sie statt dessen einfach Ihre eigene Krankheit ein.

Machen Sie eine *Selbsthilfegruppe* ausfindig. In der ländlichen Gegend, in der ich wohne, gibt es dreißig Selbsthilfegruppen für Menschen mit den unterschiedlichsten chronischen Krankheiten. Darunter sind auch Gruppen für Familien mit Alzheimer-Kranken und solche für Witwen und Witwer.

Wenn es in Ihrer Gegend keine geeignete Selbsthilfegruppe gibt, tun Sie doch den anderen den Gefallen und gründen Sie eine.

Erwarten Sie nicht, daß es leicht sein wird, andere Krebspatienten für eine Gruppe zu finden. Worte bewirken möglicherweise wenig, da einige Leute ihre Krankheit ziemlich geheimhalten, und viele andere lehnen persönliche Gespräche ab. Die meisten Ärzte würden Ihnen gern helfen, aber sie stehen gegenüber ihren Patienten unter Schweigepflicht.

»Ich vermute, man hat mich in mancher Hinsicht immer als überspannt betrachtet«, sagt Ken, der chronische Leukämie hat. »Wenn ich meinen Krebsspezialisten aufsuche, fange ich im Wartezimmer Gespräche mit anderen Patienten an. Gewöhnlich sage ich etwas wie: ›Welche Art Krebs haben Sie?‹ Ich denke, es gehen ohnehin nur Krebskranke zu einem solchen Facharzt. Die meisten Leute murmeln irgendeine Krankheitsbezeichnung und kehren sofort zur Lektüre ihrer Zeitschrift zurück. Aber manchmal entwickeln sich wirklich gute Gespräche.

Andererseits haben sich einige bei den Arzthelferinnen darüber beklagt, daß ich ein wenig aufdringlich sei und daß sie lieber im Wartezimmer nicht über solche Themen sprechen möchten. Deswegen fange ich jetzt keine Gespräche mehr an, sondern teile statt dessen meine Telefonnummer mit. Manchmal sind Leute daraufhin zu mir nach Hause gekommen. Ich denke daran, sie zu bitten, meine Nummer an andere Krebskranke weiterzugeben. Ich glaube, daß wir gemeinsam etwas bewirken könnten.«

Es kann sein, daß Sie trotz größter Anstrengungen nichts erreichen und keinen Weg sehen, eine Selbsthilfegruppe zu finden. Dann sollten Sie keine Anstrengung scheuen, eine zu gründen. Ein Mann mit Lymphdrüsenkrebs wünschte sich so sehr eine Selbsthilfegruppe, daß er einfach eine Anzeige in der Zeitung aufgab. Er bekam zahlreiche Antworten und erreichte sein Ziel. Als er schließlich starb, bot sich ein bekanntes Krankenhaus an, die Gruppe weiterzuführen.

Jedes Zusammentreffen von zwei oder mehr Leuten, die ein gemeinsames Interesse an der gleichen Krankheit haben, kann eine Selbsthilfegruppe sein. Hier sind einige Tips, wie Sie mehr daraus machen als nur belanglosen Gedankenaustausch:

1. Stellen Sie *Grundregeln* auf. Lassen Sie die Gruppenmitglieder zustimmen, daß sie untereinander Vertraulichkeit und Schweigepflicht bewahren. Sie könnten z. B. vorschlagen, daß bei den Zusammenkünften alles gesagt werden kann, aber nichts davon das Zimmer verlassen soll. Sie können festlegen, daß bestimmte Bereiche nicht angesprochen werden dürfen. Lassen Sie jedoch Spielraum für Meinungsänderungen und für Gesichtspunkte, die vorher noch niemand berücksichtigt hatte.

2. Bestimmen Sie einen *Gruppenleiter*. Wenn keiner für die Gesprächsführung verantwortlich ist, kann die Diskussion schnell ins Leere laufen oder in langweilige Einzeldarstellungen und bloßes Jammern ausarten. Bestimmen oder wählen Sie einen Leiter, oder ziehen Sie Strohhalme. Es kann auch von Sitzung zu Sitzung jemand anderes den Vorsitz führen.

Der Leiter muß keine Erfahrung im Ablauf von Gruppenprozessen haben oder sich ständig darum bemühen. Er oder sie ist nur beauftragt, den vorgegebenen Zweck und die Anliegen der Gruppe zu verfolgen. Das heißt, er oder sie muß gelegentlich energisch das Steuer in die Hand nehmen, wenn bei einer Diskussion nichts herauskommt.

> *»Für eine Krebs-Selbsthilfegruppe ist es typisch, daß die Leute sterben«, sagt Clair. »Dem müssen wir ins Gesicht sehen – Krebs ist häufig eine unheilbare Krankheit. In den vergangenen sechs Jahren hatten wir vier Leiter, und jeder einzelne war wunderbar. Als Mary wieder krank wurde, sprang Nelda für sie ein, bis es ihr selbst schlecht ging. Als sie ins Krankenhaus kam, übernahm Herb die Gruppe. Wir haben niemals eine Wahl durchgeführt. Immer erklärte sich jemand bereit. Jetzt hat Frank die Leitung, der bis vor einem Jahr nie ein Wort gesagt hatte. Aber als er fragte, ob jemand etwas dagegen hätte, daß er eine Weile die Leitung übernähme, unterstützten wir ihn. Er hat es großartig gemacht. Ich vermute, er lernte es durch Beobachtung.«*

3. Legen Sie Ihre *Ziele* fest. Warum treffen Sie sich? Um schlafendes Elend wiederzuerwecken? Um über das Wetter zu sprechen? Oder um aus Ihrem Leiden zu lernen und sich gegenseitig zu helfen, therapeutisch zu handeln? Es ist die Sache wert, eine Sitzung lang nur Ihre Ziele zu erforschen, dann werden Sie eher fähig sein, Ihre Zusammenkünfte entsprechend zu gestalten.

4. Vermeiden Sie Formalitäten. Sie brauchen keine Eintragung als Verein und keine Satzung oder Gesetzesregeln. Je stärker Ihre Zusammenkünfte dem wirklichen Leben gleichen, um so mehr werden sie Ihnen nützen.

»Wir hatten unsere erste Hauttuberkulose-Zusammenkunft in einem Restaurant, weil wir es locker handhaben wollten«, erzählt Sarah. »Wissen Sie, wir wollten uns erst etwas kennenlernen. Aber dann gerieten wir sofort mitten in die Sache hinein. Wir diskutierten sehr persönlich über unsere Hauttuberkulose, und es gab keinerlei Probleme dabei.

Mein Gott! Die gleiche Krankheit beeinträchtigt die Leute auf so unterschiedliche Weise. Einige trauen sich nur abends nach draußen, andere kümmern sich überhaupt nicht um die Sonne. Die einen nehmen alle möglichen Medikamente ein, die anderen gehen gar nicht mehr zum Arzt. Ich hätte nie gedacht, daß ich so viel über meine eigene Hauttuberkulose erfahre, wenn ich anderen zuhöre. Und ich fühle mich besser in dem Bewußtsein, daß es auch für sie wichtig war, was ich zu sagen hatte.«

5. Beiträge müssen *freiwillig* sein. Denken Sie daran, daß viele Leute es nicht gewohnt sind, ihre Gefühle auszudrücken, oder sich dadurch sogar bedroht fühlen. Das Problem verstärkt sich, wenn sie ihre Zuhörer nicht gut kennen und sie sich ohnehin über ihre Gefühle nicht im klaren sind.

Gehen Sie davon aus, daß Menschen, die nicht reden, trotzdem zuhören. Meine Erfahrung hat gezeigt, daß sie auf jeden Fall sprechen, wenn sie innerlich dazu bereit sind.

»Ich wußte, wenn ich nur oft genug zu dieser Selbsthilfegruppe für Multiple Sklerose (fortschreitende Nerven– und Muskelerkrankung) ging, würde ich etwas daraus lernen«, erzählt Bob,

der gelegentlich einen Rollstuhl braucht. »Im allgemeinen sprachen die Leute in der Gruppe über ihre Empfindungen, und damit kann ich irgendwie nicht umgehen. Niemand muß seine Gefühle mit mir teilen; vielen Dank, ich habe genug eigene. Aber manchmal sprechen sie über neue Behandlungsmethoden. Letzten Monat berichtete einer, wo man dieses neue Medikament bekommt, von dem ich auch schon gehört hatte. Also ging ich einfach dorthin und lebte zwei Wochen lang in der betreffenden Klinik. Als ich zurückkam und wieder zur Gruppe ging, war ich überrascht, daß die Leute sich an mich erinnerten. Sie fragten mich, wo ich gewesen sei. Ich war zu diesem Zeitpunkt guter Stimmung, obwohl die Medikamente überhaupt nicht gewirkt hatten, also sagte ich: »Ich möchte Ihnen etwas mitteilen. Ich habe das Gefühl, diese neue Behandlung, von der Sie vor einigen Wochen sprachen, ist wertloser Schwindel.«

6. Laden Sie Ehepartner, Zimmergenossen, Liebhaber, Betreuer oder wer auch immer direkt von Ihrem Zustand betroffen ist, in die Gruppe ein. Diese Menschen müssen ja begreifen, wie tief sie selbst in die Sache mit einbezogen sind. Es könnte sein, daß Sie auf einmal neue Vorstellungen entwickeln und danach leben. Diejenigen, mit denen Sie zusammen sind, verstehen aber möglicherweise Ihre Veränderung nicht, die ja auch Heilung mit einschließt. Vielleicht wehren sie sich deshalb dagegen. Auf einer gemeinsamen Grundlage sind Veränderungen leichter möglich.

»Anfangs ging nur Lew zu den Treffen«, berichtet Jo. »Er stellte fest, daß diese Gruppe die beste Arznei gegen seine Ängste und seine Schlaflosigkeit war, nachdem man bei ihm Krebs festgestellt hatte. Deshalb ermunterte er mich, mitzugehen. Aber ich sah nicht wirklich ein, was das mit mir zu tun hatte, und außerdem glaubte ich, all diese Gespräche über Krebs würden mich noch niedergeschlagener machen, als ich ohnehin war. Nach einer Weile wurde mir jedoch klar, daß ich mich depressiver verhielt als Lew, obwohl er immer kränker wurde. Das machte mich wütend. Einmal erklärte ich ihm sogar, er habe kein Recht, so glücklich zu sein, während ich mich wegen seiner Krankheit so elend fühlte. Aber so etwas durfte ich nicht aussprechen. Also ging ich mit und stellte fest, daß es überhaupt nicht deprimie-

rend war. Ich bekam allmählich einen guten Blick dafür, wer ich war, was wir zusammen erlebten und wie wir es besser machen könnten.

Lew starb vor sechs Monaten, aber ich besuche die Gruppe noch immer jede Woche. Ich lerne viel, und die Gespräche hier haben mehr Sinn als überall dort, wohin ich sonst gehe.«

7. Laden Sie Fachleute zu *Vorträgen* ein. In den meisten Städten bieten Spezialisten eine Vielzahl nützlicher Kurse an; dazu gehören Anleitung zur bildlichen Vorstellung, physikalische Therapie, Meditationstraining, Strahlentherapie, Tagebuchführung, Kunsttherapie und so weiter. Gewöhnlich sprechen diese Spezialisten freiwillig gern über ihre Kenntnisse.

Man kann allerdings das Programm auch mit Gastrednern überladen, weil man der Meinung ist, nur von Fachleuten sei Hilfe zu erwarten. Ich schlage vor, Redner von außerhalb höchstens zu jedem zweiten Treffen zu bitten.

8. Machen Sie etwas *Besonderes* aus den Zusammenkünften. Betonen Sie deren Wichtigkeit, indem Sie eine feste Anfangs- und Schlußordnung einführen. Sie könnten zum Beispiel beginnen, indem Sie mit geschlossenen Augen eine Minute Ruhe einhalten. Einerseits unterbrechen die Teilnehmer dadurch ihren geschwätzigen Tagesablauf, und andererseits wird das Bewußtsein gestärkt, daß das, was bei den Treffen geschieht, etwas Besonderes ist. Schließlich tragen Sie Ihr Herz normalerweise nicht auf der Zunge bzw. sprechen Sie nicht über Ihre persönlichsten Gedanken.

9. Halten Sie *sozialen Kontakt* mit Ihrer Gruppe. Treffen Sie sich gelegentlich ohne Tagesordnung, nur um zusammenzusein. Solche Zusammenkünfte organisieren Sie am besten außerhalb der üblichen Zeiten und Tagungsorte. Veranstalten Sie gemeinsam eine Weihnachtsfeier oder ein sommerliches Picknick. Sie lernen die gleichen Leute bei solchen Gelegenheiten ganz anders kennen. Es sind dann nicht nur Ihre »Krebsfreunde«, sondern einfach Ihre Freunde!

Gelegentlich kann es vorkommen, daß Sie aus einer Gruppe, zu der Sie zufällig gehören, eine Selbsthilfegruppe machen möchten. Sie bewegen sich auf einen Lebensstil zu, für den ständige Unterstützung die ideale Grundlage bildet.

Schaffen Sie sich einen schöpferischen Lebensstil.

Wenn Sie merken, daß Sie entschlossener und angemessener auf Ihre körperlichen Bedürfnisse hören, und wenn Sie feststellen, daß Sie auch in Ihren menschlichen Beziehungen immer mehr Unterstützung finden, sollten Sie sich fragen: Kann ich mein Leben so ordnen, daß jedes Ereignis zu meiner Heilung beiträgt? Im Idealfall ja, denn Sie haben immer wieder die Wahl.

Während der Ausbildung lernen Ärzte und Schwestern, daß jeder Kontakt mit einem Patienten dessen Heilung anregen kann. Ob sie nun die Hand geben, untersuchen, Blut abnehmen, Verbände wechseln oder operieren, sie bestimmen selbst, wie sie sich dabei verhalten. Sie können unpersönlich-sachlich oder mit bewußter Zuwendung auftreten. Dieses ideale Verhalten ist zwar noch lange nicht erreicht, gewinnt aber in der Praxis immer mehr Einfluß.

Auf die gleiche Weise kann Ihr Verhalten als Patient für Sie heilsam sein. Genau wie das medizinische Personal haben auch Sie immer die Wahl. Sie können sich in jedem Augenblick entschließen, eine andere Verhaltensweise auszuprobieren.

Aber nehmen Sie Ihr Leben nicht mit der Hoffnung in die Hand, irgendwann in der Zukunft dafür belohnt zu werden; das eigene Leben unter Kontrolle zu haben, ist bereits die Belohnung. Sie können das sofort erreichen. Wenn Sie sich jetzt, in diesem Augenblick, nicht unterstützt fühlen, ist Ihre Arbeit noch nicht beendet.

»Ich wurde immer härter«, erinnert sich Jenny, eine Krankenschwester. »Ich konnte es fühlen. Ich hatte die Krankenpflege angefangen, um Menschen zu helfen, aber all das Elend und die Routine überrollten mich, glaube ich, und ein Teil von mir wandte sich einfach ab. Ich wollte nicht mehr spüren, wie die Menschen litten, also hörte ich auf zu fühlen. Sie könnten sagen, ich war ›ausgebrannt‹. Als man uns einen Kurs über dieses Thema anbot, ergriff ich die Gelegenheit. Ich entdeckte dabei so vieles, was die Krankenpflege mit mir und was ich mit ihr gemacht hatte, daß ich einfach nach Hause ging und weinte. Das veränderte mein Leben. Ich hörte auf, meine Traurigkeit zu verstecken. Ich gestand mir selber Schmerzen zu, und meine Patienten sahen

jetzt, was ich ihnen in den vorausgegangenen zehn Jahren hatte verbergen wollen. Wenn ich jetzt eine Behandlung mache oder jemandem den Rücken einreibe oder was auch immer tue, spüre ich die Schmerzen der Menschen, wie ich es tat, als ich noch auf der Krankenpflegeschule war. Ich habe einfach aufgehört, mich selbst zu belügen. Das Leiden der Leute macht mir wirklich zu schaffen. Ich finde es ganz normal, wenn ich meinen Patienten das sage, aber sie erklären mir meistens, sie wüßten das bereits. All das tut mir zwar heute mehr weh als vorher, aber ich muß Ihnen sagen, es geht mir viel besser dabei.«

Viele Leute betrachten das Leben als etwas, das ihnen zustößt, das ihnen nun einmal auferlegt ist. Folglich glauben sie, sie müßten ihre Kraft dazu benutzen, damit fertig zu werden, aber nicht, selber spontan etwas Neues zu beginnen.

Entwickeln Sie also Ihren *Einfallsreichtum.* Tun Sie etwas Neues und Unvorhergesehenes, etwas, das niemand von Ihnen erwartet. Tun Sie es nur, um herauszufinden, wie es sein könnte, wenn Sie jemand anderes wären als bisher. Schreiben Sie ein Lied, kochen Sie ein neues Gericht, reparieren Sie Ihren Wasserhahn selber, schicken Sie Ihrem Partner Blumen. Schreiben Sie einen Brief an jemanden, der Ihnen noch nie geschrieben hat. Vor allem, spüren Sie, wie neue Energie sich anfühlt.

Führen Sie Ihr Leben bewußt! Wieviel Zeit Ihres Alltags vergeht mit den täglichen Gewohnheiten oder ist sonst festgelegt? Wieviel können Sie entschlossener gestalten?

Gewohnheiten sind etwas völlig Normales und sorgen für unser Wohlbefinden. Aber es ist ungesund, wenn sie starr und inhaltslos werden, denn dann vergessen wir völlig, daß uns niemand dazu zwingt. In einem starren Rahmen leben Sie mit gebremster Kraft, aller Schwung geht Ihnen verloren, und das sollten Sie in jedem Fall vermeiden.

Wenn Sie von Ihrer Krankheit lernen, wachsen Sie. Nutzen Sie dieses Wachstum, und nehmen Sie Ihre Familie und Ihre Freunde mit auf den Weg. Da alle unter Ihrer Krankheit gelitten haben, sollte auch jedem Ihre Heilung zugute kommen. Bringen Sie ihnen etwas bei, indem Sie Ihr neues Leben vorführen.

― *Übung: Stellen Sie sich Ihr Unterstützungssystem bildlich vor*

In Ihrer persönlichen Umgebung gibt es eine Reihe von Menschen, die Ihnen helfen. Alle zusammen bilden Ihr Unterstützungssystem oder –netz. Die erste Übung besteht darin, daß Sie sich Ihr gegenwärtiges Hilfssystem bildlich vorstellen und sich dann ausmalen, wie es im Idealfall aussehen könnte. Selbst wenn Sie das Gefühl haben, daß es Ihnen im Augenblick an Unterstützung mangelt, können Sie diese Übung machen. Die ideale Hilfe kann nämlich nur schwer beschafft werden, wenn Sie nicht genau wissen, wie sie aussehen soll.

Diese Übung ähnelt denjenigen in früheren Kapiteln, in welchen Sie sich vorstellten, wie Ihre Situation jetzt ist und wie sie sein könnte.

1. Sorgen Sie für eine halbe Stunde Ruhe und Ungestörtheit. Legen Sie sich hin und entspannen Sie tief.

2. Malen Sie in Ihrer Vorstellung ein aufrichtiges Gesamtbild von sich selbst, so, wie es derzeit aussieht. Notieren Sie vor Ihrem geistigen Auge Einzelheiten und Farbe. Suchen Sie jetzt in der Nähe dieses Bildes nach Bildern von Menschen, die Ihnen ständig helfen.

Vielleicht (oder vielleicht auch nicht) sehen Sie Ihren Ehepartner, Ihre Kinder, Eltern oder andere Verwandte. Möglicherweise entdecken Sie Ihren »inneren Heiler« von Kapitel fünf oder auch eine neue Gestalt, die eine ähnliche Rolle spielt. Entfernen Sie sich jetzt von diesem Bild, wie eine Filmkamera es tut, wenn sie einen neuen Blickwinkel wählt. Das Feld erweitert sich. Versuchen Sie, andere Figuren zu erkennen, die ein wenig weiter entfernt von Ihnen sind – Menschen, die auch Hilfe leisten, nur nicht so viel wie die Hauptfiguren.

3. Sie haben damit ein Bild von Ihrem gegenwärtigen Netzwerk an Unterstützung gezeichnet. Indem Sie den Atem als Motor für Ihre Aufmerksamkeit benutzen, holen Sie das Bild jetzt ganz nahe an sich heran, damit Sie Einzelheiten erkennen können. Überrascht Sie dabei irgend etwas? Erscheint eine besondere Gestalt hilfreicher, als Sie geglaubt hatten? Hält sich eine der Gestalten absolut fern von jeder Unterstützung, unterläuft sie etwa sogar die der anderen?

4. Verändern Sie jetzt das Bild, wie Sie es in früheren Übungen gemacht haben, und verwandeln Sie es in eine ideale Vorstellung. Das kann bedeuten, daß Sie Figuren hinzufügen, woanders hinstellen, nochmals verschieben. Wie würde Ihr ideales Unterstützungsnetz aussehen? Mit wem möchten Sie dauernd in Kontakt sein? Wem würden Sie den Zugang zu Ihrem Zimmer im Krankenhaus verwehren? Sind Sie in Ihrer Vorstellung auf hilfreiche Menschen gestoßen, von deren Vorhandensein Sie nichts wußten?

5. Danken Sie den Helfern Ihrer Vorstellung persönlich, so daß bei Ihrer nächsten Begegnung die wirklichen Menschen Ihre Anerkennung spüren. Lassen Sie dann die Bilder verblassen.

Atmen Sie locker in Ihre Körpermitte. Erinnern Sie sich in Gedanken, wie es sich anfühlt, wenn Sie Ihre Aufmerksamkeit gleichmäßig durch Ihren Körper fließen lassen. Öffnen Sie dann langsam die Augen. Setzen Sie sich auf, wenn Sie dazu bereit sind.

6. Beschreiben Sie die Erfahrung dieser Übung in Ihrem Tagebuch. Zeichnen Sie sich selber, umgeben von hilfreichen Gestalten. Strichmännchen genügen, aber geben Sie ihnen Unterscheidungsmerkmale, damit Sie wissen, welche wichtiger sind als andere.

7. Führen Sie Ihr Leben wie gewohnt weiter. Was Sie in dieser Übung gelernt haben, soll Sie nicht in die eine oder andere Richtung zwingen. Sie werden von allein feststellen, daß Sie sich gegenüber den Menschen bewußter (oder entspannter) verhalten, von denen Sie wissen, wie hilfreich sie für Sie sind.

Übung: Wie man sich Ziele setzt

In dieser Übung werden Sie lernen, Ihren Alltag zu planen. Schreiben Sie auf, was Sie sofort oder später tun wollen, und arbeiten Sie daran, Ihr Vorhaben auch durchzuführen. Sie werden merken, wie hilfreich das ist.

1. Stellen Sie eine Liste kurzfristiger Ziele zusammen – erreichbar innerhalb von zwei Wochen –, die sich auf Sie selbst, Ihre Familie und Freunde und Ihre Nachbarschaft beziehen. Nehmen Sie sich Dinge

vor, die Sie sich immer schon gewünscht, aber aus irgendeinem Grund aufgeschoben oder nicht beachtet haben, wie folgendes Beispiel zeigt:

Elsa, eine geschiedene Frau von fünfundsechzig Jahren, die an einer Lungenaufblähung litt, schrieb die folgenden kurzfristigen Vorhaben auf ihren Zettel:

Persönlich: Mehr Interesse am Leben zeigen.

Familie/Freunde: Einen angenehmen Tag mit einem meiner Kinder verbringen (das nächste wohnt sechshundertvierzig Kilometer entfernt).

Nachbarschaft: Mir Erleichterung verschaffen, was die Jaulerei der Hunde auf der gegenüberliegenden Straßenseite betrifft.

2. Überlegen Sie sich mindestens drei Wege, um jedes einzelne Ziel zu erreichen. Eine solche Planung schließt übrigens Lösungen nicht aus, die albern erscheinen; manche Möglichkeiten zeigen sich anfangs als wilde oder unlogische Gedanken.

Und so sah Elsas Liste aus:

Persönlich:
1. Eine Dauerwelle machen lassen.
2. Mich zu einer Veranstaltung im sozialen Bereich einladen lassen.
3. Ein paar Freunde zum Essen einladen.
4. Alles drei!

Familie:
1. Tochter Sarah zum Wochenende einladen.
2. Liebenswürdig sein, wenn sie kommt.
3. An einem Wochenende Sohn Art treffen.

Nachbarschaft:
1. Mir die Ohren verstopfen.
2. Ein Ufo bitten, die Biester zu entführen.
3. Ihre Besitzerin zu einer Tasse Tee und einem Schwätzchen einladen.

3. Stellen Sie jetzt aufgrund Ihrer Überlegungen einen Handlungsplan auf. Achten Sie darauf, ob er Hand und Fuß hat, denn ich werde Sie als nächstes bitten, ihn auszuführen.

Persönlich: Ich werde mich für morgen beim Frisör anmelden. Ich werde Earl und Dotty für Samstagabend zum Essen einladen.

Familie: Ich werde Sarah zum Wochenende einladen. Sie wird sich freuen, Earl und Dotty zu treffen. Ich will Sarah freundlich behandeln.

Nachbarschaft: Ich werde meine Nachbarin besuchen, ihr sagen, daß ihre Hunde mich stören, und abwarten, wie sie reagiert.

4. Führen Sie Ihren Plan aus. Anschließend schreiben Sie in Ihr Tagebuch, was Sie taten, wie die Ergebnisse waren und wie Sie sich bei den Erfolgen gefühlt haben, die Sie erzielten:

Ich gebe zu, meine Dauerwelle hat keine neue Frau aus mir gemacht, aber sie zeigt zumindest, wie wichtig mir mein Aussehen ist. Tatsächlich bekam ich sogar ein paar Komplimente. Sarah sagte überrascht:»Mama, so gut hast du seit Jahren nicht mehr ausgesehen!« Ich habe dabei meinen Mund gehalten.

Earl und Dotty konnten nicht zum Essen kommen, also waren nur Sarah und ich zusammen. Sie fühlte sich so gestört durch die Hunde, daß sie darauf bestand, mit mir zusammen hinüberzugehen, um mit meiner Nachbarin zu sprechen. Das taten wir auch, aber *ich* redete. Ich erzählte ihr einfach, wie ich mich bei dem Lärm fühlte. Es war an ihr, darauf zu reagieren. Sie war überraschend einsichtig, beinahe demütig. Die Welpen gehörten ihrem Sohn, erklärte sie, und sie hatte ihn gebeten, sie abzuholen.

Sarah sagte, ich käme ihr verändert vor. »Du bist viel bestimmter, Mama. Du bist eine stärkere Persönlichkeit, als ich in Erinnerung habe«, meinte sie. Ich denke, sie hat recht. Ich betrachte mich nicht länger als eine einsame alte Frau.«

5. Machen Sie jetzt eine Liste von Langzeitzielen, die in einigen Monaten bis zu einem Jahr erreichbar sind. Ihre Durchführung erfordern die Geschicklichkeit und das Selbstvertrauen, die Sie aus Ihren kurzfristigen Erfolgen gewinnen. Außerdem brauchen Sie Ausdauer, um die schwierigeren Unternehmungen durchzuhalten, die einen langen Arm erfordern. Auch hier sollten die Ziele sich auf Sie persönlich, auf Familie oder Freunde und auf Ihre Nachbarschaft beziehen.

Alan, ein achtunddreißigjähriger Mann mit einer Rückenmarkserkrankung (Lateralsklerose), notierte folgende Langzeitziele:

Persönlich: Ein Buch über die Erfahrungen mit meiner Krankheit schreiben, das anderen helfen könnte.

Familie / Freunde: Die Art des Umgangs mit meiner Frau beenden, die weder Roseanne noch ich mögen. Ich beherrsche sie dabei auf eine schweigende Weise, und sie bedient mich grollend.

Nachbarschaft: Dafür sorgen, daß im Einkaufszentrum Rollstuhlrampen gebaut werden.

6. Arbeiten Sie wiederum mindestens drei Möglichkeiten aus, jedes der Ziele zu erreichen

Alan schrieb:

Persönlich:
1. *Jetzt ein erstes Kapitel und das Inhaltsverzeichnis schreiben.*
2. *Mit Lou sprechen (einem Freund, der als Autor bereits veröffentlicht wurde), wie ich einen Verleger finden kann.*
3. *Nach ähnlichen Büchern suchen, die schon gedruckt sind.*

Familie / Freunde:
1. *Mit Roseanne sprechen, daß wir etwas verändern müssen.*
2. *Einen Eheberater finden.*
3. *Vielleicht könnten wir beide uns beobachten, um zu sehen, wie wir uns verhalten. Möglicherweise wird uns dabei einiges klar.*

Nachbarschaft:
1. *Den Geschäftsführer des Einkaufszentrums von der Notwendigkeit von Rollstuhlrampen überzeugen.*
2. *Herausfinden, ob das Gesetz Rampen fordert, und notfalls klagen.*
3. *Bei der Stadtverwaltung eine entsprechende Verordnung beantragen.*

7. Wie bei Ihren kurzfristigen Zielen erstellen Sie jetzt aufgrund Ihrer Überlegungen einen Handlungsplan.

Unterstützung 127

Alan schrieb:

Persönlich: Ich werde Lou anrufen. Vielleicht kann er sogar für mich nach ähnlichen Büchern forschen. Ich will mich auch darum kümmern, einen Computer mit Textverarbeitungsprogramm zu mieten.

Familie: Ich will heute abend mit Roseanne reden. Ich möchte gern übers Wochenende mit ihr wegfahren und ein anderes Verhalten ausprobieren. Wenn wir zurückkommen, können wir uns nach einem guten Eheberater umhören.

Nachbarschaft: Ich werde bei der nächsten Beratungsstelle anrufen. Ich werde Ben fragen – einen Freund, der Rechtsanwalt und Stadtrat ist –, wie die gesetzlichen Vorschriften für Rampen lauten. Anhand dieser Informationen werde ich um ein Gespräch mit dem Geschäftsführer des Supermarktes bitten.

8. Tun Sie nicht zuviel auf einmal. Wählen Sie für den Augenblick ein Langzeitziel aus, und fangen Sie an, es in die Tat umzusetzen. Sie können immer noch ein weiteres hinzufügen, wenn Ihnen noch ausreichend Energie bleibt. Beschreiben Sie wöchentlich in Ihrem Tagebuch, was Sie gemacht haben, welche Ergebnisse Sie erzielten und wie Sie sich bei Ihren Fortschritten fühlen.

Alan schrieb:

Mein dringendstes Langzeitziel ist die Verbesserung meiner Beziehung zu Roseanne. Keiner von uns ist glücklich, so wie es ist. Wir hatten ein langes, manchmal schmerzhaftes Gespräch miteinander und beschlossen, uns für ein gemeinsames Wochenende in die Berge zurückzuziehen. Dort angekommen, probierten wir unterschiedliche Verhaltensweisen aus. Ich war tatsächlich sehr viel aufgeschlossener und sie nicht so unterlegen und verärgert. Es war richtig erfrischend. Die paar Tage haben unser Leben noch nicht sehr verändert, aber wir sehen wenigstens, daß dauerhafte Veränderungen möglich sind. Wir haben uns schon einmal mit Lil, einer Eheberaterin, getroffen und für die nächsten zwei Monate eine wöchentliche Zusammenkunft vereinbart.

Ihr Leiden und Ihre Verantwortung

Verantwortung als Erwerb von Fähigkeiten

Sie werden wahrscheinlich die Leute sagen hören, Sie müßten »die Verantwortung für Ihr Leiden übernehmen«. Dieser Rat mag eine gewisse Wahrheit enthalten, aber er ist sehr ungenau. Wie übernehmen Sie Verantwortung? Das heißt, wie vergrößern Sie Ihr Talent, auf Ihr Leiden einzugehen?

Verantwortung in diesem Zusammenhang heißt, Tätigkeiten zu erlernen und auszuüben, die den Heilungsvorgang fördern. In diesem Kapitel will ich die wichtigsten von ihnen besprechen, zum Beispiel eine positive Einstellung, die Auswahl dessen, was wichtig ist, die tiefe Entspannung und Schmerzkontrolle.

Geschicklichkeit ist keine vorgegebene Begabung. Man muß sie regelmäßig üben und verbessern, wenn sie wirklich helfen soll. Sie können jemanden einstellen, der Sie fährt, Ihnen Musik vorspielt oder Ihr Geschirr wäscht, aber Sie können niemanden beauftragen, sich für Sie zu entspannen. Auch ein Apparat oder eine Tablette wird das nicht für Sie erreichen. Es gibt keinen anderen Weg als den, es selber zu tun.

Jedes Können erscheint am Anfang schwierig. Aber erinnern Sie sich an alle die Dinge, die Sie schon einmal lernen mußten: Schreibmaschine schreiben, Kopfrechnen, Klavierspielen, Gartenarbeit und so weiter. Anfangs hatten Sie wahrscheinlich das Gefühl, Sie würden es niemals schaffen, aber einmal gelernt, wurde es praktisch zur zweiten Natur. Denken Sie daran, wenn Sie die Fähigkeiten in diesem Kapitel üben.

Sicheres Auftreten

Sicheres Auftreten ist die Fähigkeit, Ihre Meinung klar auszudrücken – was Sie denken, fühlen und vor allem brauchen. Nicht alle Leute können das. Viele von uns wissen entweder nicht, was sie nötig haben, oder sind aus verschiedenen Gründen nicht bereit, es auszusprechen.

Verantwortung als Erwerb von Fähigkeiten

In einem früheren Kapitel habe ich ausgeführt, daß ein Gericht nach seinen Vorstellungen über Ihren Besitz entscheiden wird, wenn Sie ohne Testament sterben. Das gleiche gilt für Ihre persönliche Willenskraft: Wenn Sie Ihre Wünsche nicht deutlich machen, werden andere Ihnen die eigenen aufzwingen.

Ihr eigenes bestimmtes Auftreten, zum Beispiel im Krankenhaus oder selbst in der Praxis Ihres Arztes, wird die Fürsorge für Sie verbessern, weil man Ihre besonderen Bedürfnisse berücksichtigen kann. Ihre Fähigkeit, sich bestimmt zu äußern, wird außerdem dazu beitragen, Ihnen Ihre Selbstachtung zu bewahren, die für eine Heilung unbedingt nötig ist.

Verbesserte und immer teurer werdende medizinische Technik macht es nötig, daß alle Einrichtungen, die damit arbeiten, größtmögliche Leistungen erbringen, um auf dem Markt wettbewerbsfähig zu sein. Deshalb ist die Meinung weit verbreitet, Patienten seien mehr oder weniger Standardware, die genauso behandelt werden könne. Das ist nicht einmal so falsch; was die körperlichen Grundbedürfnisse betrifft, ist ein Mensch tatsächlich ziemlich wie der andere. Diese Übereinstimmung mit der Norm wird Ihnen immer wieder begegnen und häufig auch das beste für Sie sein.

Aber manchmal werden Sie solche Gleichmacherei als nachteilig für Ihre Person empfinden. Wird nur die Norm zugrunde gelegt, kann man in keiner Weise die feineren, offenbar grenzenlosen Verschiedenheiten der eigentlichen Persönlichkeit berücksichtigen.

»Als Phil seinen Herzanfall hatte«, berichtete Louise, »erschien der Notarztwagen innerhalb weniger Minuten, und ich fuhr mit ihm ins Krankenhaus. In der Notaufnahme wurde er gleich stabilisiert, und man sorgte dafür, daß er auf die Herz-Intensivstation kam. Er lag auf einem Spezialbett mit Schläuchen an beiden Armen und einer Sauerstoffmaske über dem Gesicht. Aber ich konnte in seinen Augen sehen, welche Angst er hatte. Sie rollten ihn in einen Aufzug, und ich folgte ihnen. Einer der Begleiter erklärte, ich könne nicht mitfahren, da dieser Aufzug dem Krankenhauspersonal vorbehalten sei. Ich sehe noch die Aufzugtüren sich vor mir schließen. Mir kam der Gedanke, daß ich ihn vielleicht zum letztenmal gesehen hatte. Wie in Zeitlupe schlossen

sich die Türen über Phils Augen. Gerade bevor sie sich trafen, griff ich dazwischen und blockierte sie. Es war ein richtiges kleines Drama. Die Pfleger sahen genauso erschrocken aus wie Phil. Aber ich sagte nur ganz ruhig: ›Er braucht mich, ich komme mit‹, und das war es dann.«

Übung für ein sicheres Auftreten

1. *Drücken Sie Ihre Gefühle genau als solche aus.* Über Ihre Gefühle kann niemand urteilen. Man nennt eine Äußerung mit dem Inhalt »so-fühle-ich-mich, wenn-du-das-tust« eine »Ich-Botschaft.« Sagen Sie also nicht: »Sie sind ein gemeiner, ekelhafter Typ!«, sondern: »Wenn Sie mich so behandeln, fühle ich mich gedemütigt.« Über eine Ich-Botschaft kann nicht diskutiert werden. Der andere ist dann gefordert, und die Wahrscheinlichkeit ist größer, daß Sie bekommen, was Sie wollen.

2. *Beginnen Sie mit kleinen Dingen, bevor Sie sich an größere wagen.* Wenn Sie nicht gewohnt sind, bestimmt aufzutreten, fangen Sie nicht damit an, daß Sie den Krankenhaus-Verwaltungsdirektor anrufen und ihm eine Liste unerreichbarer Forderungen vortragen. Beginnen Sie klein und vor Ort. Wenn die Schwester Ihre Teetasse außerhalb Ihrer Reichweite abstellt, beschließen Sie nicht, sich zu verrenken, um sie zu erreichen. Sagen Sie ihr, daß sie zu weit weg steht. So einfach ist das. Jeder kleine Erfolg bereitet Sie auf eine größere Herausforderung vor.

3. *Denken Sie erst nach.* Nehmen Sie sich die Zeit, genau zu überlegen, was Sie sagen wollen. Ein unvernünftiger Ausbruch wird zwar Aufmerksamkeit finden, aber erwarten Sie nicht, daß sich die Dinge dadurch dauerhaft zu Ihren Gunsten ändern. Stellen Sie sich das ideale Ergebnis vor, bevor Sie sprechen.

4. *Suchen Sie Unterstützung.* Sie sind vielleicht auf einer Station oder in einem Pflegeheim, wo schweigsame Patienten einfach alles über sich ergehen lassen, was für Sie unerträglich ist. Es ist schwer, allein bestimmt aufzutreten, wenn Ihnen Trägheit schwerfällig entgegenschlägt. Bemühen Sie sich um Unterstützung bei mindestens einer anderen Person, die so empfindet wie Sie und bereit ist, es auszusprechen.

5. *Lernen Sie, »nein« zu sagen.* Dies ist eine der seltensten Fähigkeiten in der westlichen Welt. In früher Kindheit muß uns jemand beigebracht haben, daß es ein Zeichen schlechter Erziehung sei, »nein« zu sagen, denn selbstverständlich übernehmen wir fröhlich Aufträge, die ganz offensichtlich ihre Haken haben.

Stellen Sie sich vor einen Spiegel und machen Sie Ihr freundlichstes und gefälligstes Gesicht. Jetzt sagen Sie laut: »Nein!« Merken Sie etwas? Es wachsen Ihnen keine Hörner aus der Stirn. Sie sind immer noch in Ordnung. Üben Sie jetzt die folgenden Sätze genauso liebenswürdig:

»Nein, ich glaube nicht, daß ich das will. Der Grund? Oh, ich wußte nicht, daß ich einen Grund dafür brauche. Vielleicht kann ich einen finden. Für den Augenblick lassen Sie uns einfach dabei bleiben, daß ich es nicht möchte.«

»Es ist im Moment wichtig für mich, daß ich mich nur um meine eigenen Probleme kümmere, und dieses Problem klingt nicht danach, als ob es meines wäre.«

»Es tut mir leid, daß Sie ärgerlich/enttäuscht sind. Ich fühle mich prima.«

6. Sobald Sie sich wohl fühlen, wenn Sie sicher auftreten, hören Sie nicht auf damit. Sie werden wahrscheinlich die Dinge nicht immer nach Ihren Vorstellungen geregelt bekommen, aber Ihre Umgebung wird sich daran gewöhnen, Ihre Wünsche anzuhören. Wenn Sie sie ganz selbstverständlich – weder mit Härte noch mit Weinerlichkeit – zum Ausdruck bringen, wird man Sie als jemanden betrachten, nach dessen Bedürfnissen gefragt werden sollte.

Erkennen Sie, was wichtig ist

In welcher Reihenfolge ordnen Sie ein, was Ihnen wichtig ist? Der Nachteil einer dauerhaft guten Gesundheit liegt darin, daß Sie bei Ihren festgefügten Gewohnheiten vergessen, daß manche Dinge wichtiger sind als andere. Dagegen ist es ein Segen der Krankheit, daß Ihnen wieder klar wird, was einzelne Dinge bedeuten.

Als man Ihnen sagte, was für eine Krankheit Sie haben, mag Ihnen der Gedanke gekommen sein: Meine Tage sind gezählt. Vielleicht ließ der anfängliche Schreck etwas nach, wenn Ihnen klar wurde, daß Ihre Tage immer gezählt waren. Sie wissen, daß Sie irgendwann sterben werden, aber bis jetzt war es Ihnen gelungen, das zu verdrängen.

Es ist an der Zeit, daß Sie aus dem Wissen, sterben zu müssen, lernen, Ihr Leben *entschlossener* zu gestalten. Wählen Sie alles, was Sie tun, so sorgfältig aus, wie Sie das bei einem Gericht auf der Speisekarte eines sehr guten Restaurants, das Sie nur einmal aufsuchen, machen würden.

— *Übung: Die Qual der Wahl*

1. Achten Sie darauf, wo Sie Ihre Zeit *verschwenden*. Nach dem Leben, das ich früher geführt habe, nehme ich an, daß auch bei Ihnen nicht alle Zeit sinnvoll genutzt ist. Es gibt immer noch einige »Neins« mehr, die Sie sagen könnten, stimmt's? Nehmen Sie also Ihr Leben nicht für selbstverständlich. Schauen Sie sich Ihr gesamtes Verhalten kritisch an. Fragen Sie sich, wo Sie sich hemmen, langweilen oder Zeit totschlagen. Wie groß ist der Teil Ihres Lebens, der aus sinnlosen Verpflichtungen besteht? Welches »tote Holz« können Sie heute verbrennen, jetzt sofort?

2. Nehmen Sie an, daß Sie gerade jetzt neu *wählen* können. An diesem heutigen Tag können Sie zum Beispiel barfuß laufen, einen russischen Wolfshund kaufen, ein fremdländisches Gericht kochen, einen neuen Witz lernen oder Ihrem Partner etwas vorlesen. Nehmen Sie sich, wenn nötig, noch einmal die Zielsetzungs–Übung im vorigen Kapitel vor. Selbst eine winzige Verbesserung hat ihren Wert. Dabei ist nicht einmal die Sache selbst so wichtig, sondern eher die Tatsache, daß Sie etwas daraus lernen. Sie erfahren nämlich, wie Sie den nächsten Schritt tun können.

3. Verbringen Sie mehr Zeit mit Menschen, von denen Sie etwas lernen. Vielleicht wurden wir alle gleich erschaffen, aber wir bleiben nicht gleich. Manche Leute erhaschen tatsächlich ein bißchen Weisheit auf ihrem Weg, und andere stolpern dahin, ohne die Perlen am Wegesrand auch nur zu bemerken.

Wenn Sie sich nur mal in Ihrer Familie, in Ihrer Nachbarschaft umsehen, werden Sie jemanden entdecken, der leuchtet, der strahlt, der im wörtlichen Sinne anziehend ist. Verbringen Sie mit so einem Menschen mehr Zeit, weil sie oder er für Sie heilsam ist. Erkunden Sie die *Quelle* für diese Leuchtkraft. Was macht sie oder ihn glücklich? Was empfinden die anderen, was Ihnen noch verborgen ist?

George, ein Mann in den Sechzigern, der allein lebte, unterzog sich schließlich der Rückenoperation, die er jahrelang umgangen hatte. Sein Neffe Steve, dessen Frau Amy und ihre sechsjährige Tochter Justine luden ihn ein, sich in ihrem Haus zu erholen.

George hatte niemals viel Zeit mit Justine verbracht, aber aus irgendeinem Grund war sie von ihm beeindruckt. Wenn Justine nicht in der Schule war, war sie bei George. Sie machte ihm kleine Erfrischungen, malte ihm Bilder und las ihm aus ihren Kinderbüchern vor.

George fühlte sich wie im Himmel. »Ich hatte niemals eigene Kinder«, sagte er, »weil ich keine Ahnung hatte, daß sie so sein könnten. Justine ist so unschuldig und liebevoll. Ich habe nie Schmerzen, wenn sie bei mir ist.«

4. Geben Sie Leute auf, die Sie *herunterziehen*. Ich zum Beispiel brauche keinen weiteren Unterricht in Depression, Verwirrung, Wut und Angst. Ich könnte selbst den Meistern darin noch ein paar Sachen beibringen. Wenn Sie entdecken, daß bestimmte Leute ständig Pessimismus verbreiten oder Ihre Selbstachtung herabdrücken, tun Sie alles, um von ihnen fortzukommen. Sie können bei diesen Menschen wahrscheinlich nichts ändern, aber Sie können immer den Umgang mit ihnen einschränken.

Es ist natürlich schwerer, wenn Familienmitglieder so veranlagt sind. Aber es ist ein Unterschied, ob ich jemanden, der nur das Schlechte im Leben sieht, in meiner Nähe habe oder ob ich selber mich so verhalte. Das Einüben tiefer Entspannung kann Sie bald in die Lage versetzen, selbst in einer solchen Umgebung frei zu atmen.

»Als ich vor vier Jahren an Lungenkrebs operiert wurde, glaubte ich, ich sei auf dem absteigenden Ast«, erzählte Mildred. »Ich ging schließlich zu einer Krebs-Selbsthilfegruppe, weil ich sol-

che Angst vor dem Tod hatte. Ich habe viel dort gelernt – mehr über das Leben als über das Sterben übrigens. Mein Mann Mort wollte jedoch nie mit mir dorthin. Er meinte: ›Für mich ist das sinnlos, ich habe keinen Krebs‹. Er fand es sogar albern, daß ich ging. ›Heilen sie deinen Krebs?‹ fragte er.

Ich sprach mit der Gruppe über Mort. Die anderen fragten mich: ›Warum setzt du dich dem aus?‹ Mir wurde klar, daß ich mich in Morts Nähe schrecklich fühlte, als ob er nur darauf wartete, daß ich sterbe. Es sah so aus, als ob er mich bereits abgeschrieben hätte. Also unternahm ich mehr mit den Mitgliedern der Gruppe; wir gingen auf Parties, ins Kino und so.

Dann bekam Mort Lungenkrebs, ungefähr vor fünf Monaten. Ich habe noch nie jemanden so abfallen sehen. Er sagte zu mir: ›Wie kannst du auf Parties gehen, wenn man mir eine Lunge entfernt hat?‹ Der Mann hat überhaupt nichts gelernt. Ich antwortete ihm: ›Liebling, wir sitzen im gleichen Boot. Aber du sinkst ins Heck, während ich am Bug stehe und den Wellen trotze.‹«

Tiefe Entspannung

Wie tief können Sie sich entspannen? Selbst wenn Ihr Bewußtsein ruhig erscheint, bewirkt ein feinerer Teil von ihm das unbewußte Zusammenziehen verschiedener Muskeln. Wahrscheinlich gelingt es Ihnen für eine Weile, still zu halten, aber können Sie bewußt die winzigen Muskeln lockern, die Ihren Augapfel bewegen? Wie steht es mit der bewußten Beherrschung Ihrer Beckenmuskulatur? Können Sie sich so weit entspannen, daß Sie weniger Sauerstoff verbrauchen und damit Ihren Puls und Ihren Atem verlangsamen?

Lassen Sie uns diese Frage einmal auf die Spitze treiben: Wie nahe vermögen Sie dem Zustand des Todes zu kommen? Ich will Sie nicht erschrecken. Ich möchte nur den besten Vergleich bringen, denn ein Leichnam befindet sich in völliger Ruhe. Nun, das ist Entspannung!

Es gibt noch einen anderen Grund dafür, daß ich einen Leichnam als Beispiel anführe. Wenn Sie bis zu diesem tiefen Punkt entspannen – und ich kenne Menschen, die es regelmäßig tun –, ist Ihr Gehirn so ruhig, daß alles fehlt, was normalerweise Ihre Persönlichkeit ausmacht. Der innere Dialog in Ihrem Kopf, der Sie an Ihre täglichen Schwierigkeiten, an das, was Ihr Wesen ausmacht, und an Ihren Platz in der Welt erinnert, ist vorübergehend verschwunden. In einer Entspannung dieser Tiefe vergessen Sie, wer Sie sind – Ihren Namen, Ihr Geschlecht, Ihr Alter, Ihre Beziehungen, Ihre Rasse und selbst Ihre biologische Art und Ihren Planeten.

Eigenartigerweise sind Sie jedoch ganz gegenwärtig, und zwar viel stärker als gewöhnlich, denn es gibt keinen ablenkenden inneren Dialog. An diesem Punkt wird Ihnen klar werden, daß tiefe Entspannung als Zustand uneingeschränkter Aufmerksamkeit weniger eine Frage des Ausschaltens als des Einschaltens ist. Es ist eigenartig, daß wir durch die Nachahmung des Todes so erstaunlich lebendig werden.

Tiefe Entspannung ist ein höchst wirksames Mittel, sich mit Ihren Gefühlen über den Tod auseinanderzusetzen. Denken Sie darüber nach, was den Leuten fehlen wird, wenn Sie eines Tages sterben. Sie werden Sie als Persönlichkeit vermissen. Aber in tiefer Entspannung ist Ihre Persönlichkeit vorübergehend verschwunden, als ob »Sie« gestorben wären. Da sind Sie nun, Ihrer Persönlichkeit beraubt, und trotzdem geht es Ihnen gut. Diese Erfahrung gibt den Gedanken reichlich Nahrung. Ist es zum Beispiel vorstellbar, daß dieses erweiterte Bewußtsein, das Ihr persönliches Wesen übersteigt, über Ihren körperlichen Tod hinaus besteht?

Chronische Krankheit – und ihre Heilung – kann ja Ihre Vorstellung von sich selbst verändern. Tiefe Entspannung dient auch dazu, die Gefühle zu verstehen, die Sie dabei haben. Ich sehe in dieser Veränderung eine Art Tod. Sie sind jetzt eine etwas andere Person, als Sie es vor Ihrer Krankheit waren. Aber Sie können die Veränderung nicht dankbar annehmen, wenn Sie Ihr altes Selbst nicht aufgeben. Wenn Sie die Veränderung bejahen, gleichen Sie dagegen einer Schlange, die sich häutet, um wachsen zu können.

Lewis lernte vor zehn Jahren einige Meditationsarten, um mit seinem Bluthochdruck zurechtzukommen. Er war in der Lage, ihn so weit zu senken, daß er auf Medikamente verzichten konnte.

»Ich beruhige meine Gedanken trotzdem jeden Tag«, sagte er. *»Ich lerne fast immer etwas dabei. Zum Beispiel habe ich gelernt, daß ich mehr bin als mein Verstand. Ich pflegte zu denken: Ich bin Lewis, dieser Mann, Ehemann und Vater. Ich bin Rechtsanwalt; also dachte ich, auch das sagt aus, was ich bin. Und Angler und begeisterter Sportwagenfahrer und so weiter. Auf eine Weise stimmt das alles, aber wenn ich ganz ruhig werde, erkenne ich, daß dies zufällige Hüllen um mich herum sind und daß ich mein eigentliches Wesen so weit ausdehnen kann, wie ich will. Ich war niemals religiös; ich glaube nicht, daß wir unser menschliches Sein erklären können. Aber selbst dann bin ich gezwungen zu erkennen, daß es in meinem Leben ›geistliche‹ Anteile gibt.«*

Übung: Tiefe Entspannung

Für die Übung, die ich jetzt beschreibe, werden Sie eine Kassette für sich anfertigen müssen, denn Sie können kaum aus der tiefen Entspannung heraus Anweisungen lesen. Sprechen Sie langsam und freundlich und nehmen Sie dafür einen Zeitraum von fünfzehn Minuten. Spulen Sie die Kassette zurück, wenn Sie für die Übung bereit sind.

Nachdem Sie dafür gesorgt haben, daß Sie allein sind und Ruhe haben, finden Sie einen bequemen Platz, um sich hinzulegen. Tiefe Entspannung ist nicht das gleiche wie Schlaf, halten Sie also Ihre Aufmerksamkeit aufrecht.

Schließen Sie sanft Ihre Augen und halten Sie sie entspannt, als seien Sie in Ihren Schädel zurückgefallen. Legen Sie sich so bequem hin, daß Sie sich nicht mehr bewegen müssen. Hören Sie jetzt mit allem Kratzen und Herumfummeln auf. Liegen Sie ruhig und ganz bequem. Die einzig übrigbleibende Bewegung ist die Ihres natürlichen Atems.

Pause

Verändern Sie Ihren Atemrhythmus nicht. Atmen Sie auf Ihre natürliche Weise, aber richten Sie mit jedem Ein- und Ausatmen Ihre Aufmerksamkeit stärker auf den Atem selbst. Spüren Sie die Lufttemperatur mit Ihrem nächsten Atemzug. Erfassen Sie mit dem nächsten Ein-

und Ausatmen Temperatur und mögliche schwache Gerüche; mit dem folgenden Temperatur, Gerüche und die leisen Geräusche der Atmung. Fügen Sie jeder Atemeinheit weitere Beobachtungen hinzu. Fühlen Sie, wie vielleicht ein Nasenloch die Luft leichter passieren läßt als das andere; die Bewegung Ihrer Rippen; die Art, wie sich Ihr Bauch bewegt.

Pause

Verfolgen Sie die Atemluft über ihren ganzen Weg, beginnend mit dem Eintritt in die Nase. Spüren Sie, wie sie die feinen Härchen in Ihrer Nase bewegt, Ihren Rachen umspült, in Ihre Kehle einfließt und Ihre Luftröhre herabsteigt. Verfolgen Sie jeden Millimeter ihres Verlaufs. Wenn sich irgendeine Körpergegend empfindungslos anfühlt, bilden Sie sich ein, sie dort zu spüren, und bald werden Sie das wirklich tun.

Pause

Beobachten Sie, wie weit Ihre Luftröhre hinab Sie den Atem bewußt verfolgen können. Die meisten Menchen verlieren ihn irgendwo dort. Stellen Sie sich jetzt einfach vor, daß Sie Ihren Atem den ganzen Weg durch die Luftröhre bis mitten in Ihren Brustraum spüren, wo er sich teilt, um die linke und die rechte Lunge zu versorgen. Atmen Sie auch bewußt aus diesem Raum aus, indem Sie den Weg der Luft über ihren ganzen Verlauf begleiten, bis sie wieder außerhalb der Nase ist.

Jeder wird zwischendurch abgelenkt. Bemerken Sie, wie Ihr Bewußtsein ständig versucht, Ihre Aufmerksamkeit von Ihrem Atem abzulenken. Wenn dies geschieht, gehen Sie nicht darauf ein, indem Sie wütend oder enttäuscht werden. Ablenkung ist ein normaler Vorgang und nichts, worüber man sich beunruhigen sollte. Gehen Sie liebevoll mit sich selbst um. Kehren Sie, wie auch immer die Ablenkung aussieht, geduldig zu Ihrem Atem zurück. Je öfter Sie üben, um so leichter wird Ihnen das gelingen.

Pause

Stellen Sie sich jetzt vor, daß Sie spüren, wie Ihr Atem den ganzen Weg durch die winzig kleinen Bläschen in Ihrer Lunge fließt, als ob die Luft Ihren Brustkorb von innen massierte. Machen Sie Ihre Brustwände ganz weich, um sich diesem Gefühl anzupassen. Atmen Sie von dieser Stelle aus, indem Sie den Atem den ganzen Weg heraus verfolgen.

Sie bekommen langsam das Gefühl, daß der Fluß Ihres Atems und der Verlauf Ihrer Aufmerksamkeit übereinstimmen. Das ist gute Arbeit!

Pause

Während der nächsten Atemeinheit stellen Sie sich vor, daß Sie die Luft durch den Boden Ihres Brustraumes hindurch in Ihren Bauch einatmen. Machen Sie Ihren Bauch vor dem Atmen ganz weich. Natürlich geht die Luft nicht wirklich in Ihren Bauch – Ihre Aufmerksamkeit ist es. Stellen Sie sich vor, daß Sie an Ihrer Wirbelsäule entlang einatmen und den gleichen Weg zurück aufwärts ausatmen.

Pause

Holen Sie mit jedem Atemzug die Luft weiter herunter, bis Sie Ihr körperliches Zentrum erreichen, die Zelle, die in Ihrer Vorstellung die Mitte Ihres Körpers bildet. Sie wird irgendwo tief in Ihrem Becken liegen, genau auf der Mittellinie und genau zwischen Vorder- und Rückseite Ihres Körpers. Stellen Sie sich vor, daß jede Einatmung Ihre Aufmerksamkeit auf Ihre Mitte hin sammelt und konzentriert und daß jede Ausatmung die Aufmerksamkeit entläßt, wo sie nicht mehr gebraucht wird. Stellen Sie sich vor, Sie würden es sich in der Mitte Ihres Körpers bequem machen.

Wenn Sie dies tun, werden Sie wahrscheinlich dort körperlich etwas spüren. Vielleicht fühlen Sie einen Summton, ein Pulsieren, Wärme oder sonst eine Empfindung. Da in diesem Körperbereich ohnehin beständig sehr viel geschieht, kann man mit einer Wahrnehmung rechnen.

Pause

Noch einmal: Jedesmal, wenn Sie merken, daß Ihre Gedanken Sie ablenken, sei es mit interessantem Geplauder, Schläfrigkeit oder Langeweile, holen Sie Ihre Aufmerksamkeit sanft und vollständig zu Ihrem Atem zurück.

Pause

Weiten Sie die Empfindungen in Ihrer Körpermitte – welche es auch immer sein mögen – während der nächsten Atemzüge aus, und lassen Sie sie strahlenförmig wie eine Sternenexplosion sich ausdehnen. Ihre gesammelte Aufmerksamkeit fließt gleichmäßig durch Sie hindurch, wie warme Butter, die auf Toast schmilzt. Sie spüren Ihre Füße genauso wie Ihr Gesicht. Ihr Rücken ist so lebendig wie Ihre Vorderseite, Ihr Empfinden genauso in Ihren Knochen wie in Ihrer Haut.

Pause

Es ist die ausschließliche Konzentration auf Ihren Atem, die dieses Gefühl der Lebendigkeit in Ihrem ganzen Körper hervorruft. Wenn Sie einatmen, wird jede Zelle lebendig, wenn Sie ausatmen, läßt jede Zelle los, was sie nicht länger braucht.

Trotz jeder Zerstreutheit bedeutet Ihre Ausdauer bis hierher, daß Sie wenigstens kurze Zeiten der Gedankenruhe erlebt haben, wo es nur noch Ihren Atem gab. Nehmen Sie das auch jetzt wieder wahr – nur Ihren Atem, der kommt und geht.

Wie unabhängig kann Ihr Atem werden? Können Sie Ihren Körper selbständig atmen lassen, wie er es im Schlaf tut? Spüren Sie, wie es sich anfühlt, wenn Sie Ihre Atmung nicht bewußt vollziehen, sie weder stören noch auf irgendeine Art kontrollieren? Betrachten Sie im Augenblick jede Versuchung, den Atem zu kontrollieren, als Ablenkung.

Pause

Öffnen Sie jetzt die Augen so sanft und selbständig wie möglich. Sie können sich auf etwas richten oder auch nicht, sich bewegen oder nicht, blinzeln oder nicht, ganz wie Sie wollen. Erkennen Sie, daß Sehen gewöhnlich mehr Gedankenunruhe hervorruft. Wenn das der Fall ist, kehren Sie mit Ihrer Aufmerksamkeit zu Ihrem Atem zurück.

Pause

Spüren Sie, was Sie jetzt empfinden, während Sie mit geöffneten Augen so tief entspannt sind. Wenn Sie bewußt dieses Geschehenlassen im ganzen Körper gleichzeitig spüren, werden Sie dieses Gefühl speichern, so daß Sie es immer mit dem Willen herbeirufen können. Jedesmal, wenn Sie diese Übung durchführen, werden Sie diese Ebene der Entspannung schneller und leichter erreichen.

Pause

Geben Sie nach und nach Ihren Gedanken die Erlaubnis, Sie wieder abzulenken. Stellen Sie fest, welche Gedanken zuerst auftauchen, welche die Oberhand haben. Erinnern Sie sich, daß Ihr Verstand ein wunderbares Werkzeug ist, nur ein Werkzeug; und es ist Ihr Werkzeug: Sie sind mehr als Ihr Verstand. Gratulieren Sie sich dazu, daß Sie eine schwierige Übung ausgeführt haben. Setzen Sie sich aufrecht, wenn Sie bereit dazu sind, und kehren Sie zu Ihrem Alltag zurück.

Beobachten Sie, ob Ihnen die Dinge leicht verändert erscheinen, ob die Übung Ihren Blickwinkel ein wenig geändert hat.

Berichten Sie in Ihrem Tagebuch, wie Sie die Übung empfunden haben. Welche Teile waren schwierig? Was haben Sie gelernt, und was müssen Sie noch lernen? Auf welche Weise, wenn überhaupt, läßt tiefe Entspannung Ihr Leben hinterher etwas anders aussehen?

Schmerzkontrolle

Unter Schmerzen »leiden« ist etwas anderes als »Schmerzen haben«. Der gleiche Schmerz kann entweder als eine Art Hintergrundmusik vorhanden sein oder Sie sich am Boden winden lassen. Das hängt im wesentlichen davon ab, was sonst in Ihrem Leben geschieht und wie Sie sich zu den Ereignissen einstellen. Ich kann Ihnen zum Beispiel prophezeien, daß Sie bei der fröhlichen Hochzeit Ihres Kindes weniger Schmerzen empfinden als bei einer Steuerprüfung.

Diese Tatsache beschäftigt mich sehr, da sie uns helfen kann, Schmerzen mit dem Willen zu beeinflussen. Wie bei anderen Erfolgen, über die ich in diesem Buch gesprochen habe, können wir unsere Schmerzen in den Griff bekommen, wenn wir unsere Einstellung ihnen gegenüber entschlossen verändern.

Man kann zwar Ihr persönliches Schmerzempfinden nicht messen, wohl aber bestimmte Endorphine, die daran beteiligt sind. Endorphine sind natürliche Hormone, die im Gehirn und anderswo freigesetzt werden und mit der Schmerzkontrolle zusammenhängen. Ihre Freisetzung wird durch buchstäblich alle schmerzstillenden Mittel von Aspirin bis zu allgemeinen Narkosemitteln ausgelöst.

Aber Endorphine können auch auf anderem Wege freigesetzt werden. Einige Frauen, die eine natürliche Geburt ohne Narkosemittel hatten, berichten, daß die Stärke ihrer Wehenschmerzen plötzlich entscheidend nachließ. In diesem Moment können Endorphine in ihrem Blut nachgewiesen werden. Endorphine findet man manchmal auch im Blut von Langstreckenläufern, die plötzlich einen Energieschub erleben, wenn sie zur höchsten Anstrengung gebracht werden. Man nennt das den »zweiten Auftrieb«.

Daraus kann man die Schlußfolgerung ziehen, daß wir alle in der Lage sind, Endorphine über unseren Willen freizusetzen.

Aber diese Mütter und die Läufer stimmen in einer Eigentümlichkeit überein: Sie behaupten, der Schmerz sei nicht verschwunden gewesen. Sie berichten lediglich, daß er sie nicht mehr gekümmert habe. Eine typische Beschreibung lautet: »Der Schmerz ist da, aber es ist, als ob nicht ich es sei, der ihn empfindet.« Wenn wir also über Schmerzkontrolle sprechen, möchte ich klarmachen, daß es nicht darum geht, den Schmerz auszulöschen. Sie sollen vielmehr erreichen, den Schmerz von Ihrem persönlichen Leiden zu trennen.

Es müssen noch einige andere Dinge berücksichtigt werden, bevor Sie mit den Übungen zur Schmerzkontrolle in diesem Kapitel beginnen.

Es wird immer Schmerzen geben. Niemand wird immer ein schmerzfreies Leben führen; das wäre auch nicht wünschenswert, meine ich. Sie kennen wahrscheinlich den Witz, daß Leute sich mit dem Ziegelstein auf den Kopf schlagen, weil das Aufhören so schön ist. Mit anderen Worten: Wir empfinden Wohlgefühl vor allem deshalb, weil es das Gegenteil von Schmerzen ist. Wenn die ganze Welt nur weiß wäre, hätten wir keine Vorstellung davon, wie schwarz aussieht oder – natürlich – auch weiß. Schmerz macht als Gegensatz dazu Lust erst möglich. Wenn Sie diese Zusammenhänge erkennen, sollte Ihnen das helfen, Ihre Ziele bescheidener zu gestalten.

Ihr Schmerz kann ein *Ausdruck Ihres Lebens* sein. Selbst Menschen ohne chronische Krankheiten empfinden in unglücklichen Situationen, daß ihnen etwas wehtut. Vor über hundert Jahren sagte Karl Marx: »Das beste Mittel gegen seelische Schmerzen sind körperliche Schmerzen.«

Das mag Ihnen helfen zu verstehen, was Ihre Schmerzen Ihnen bedeuten – wie sie in Ihre Vorstellung von Ihrem Leben passen. Sie können Schmerzen als eine Art Körpersprache betrachten, eine vom Körper verschlüsselte Botschaft, die Sie deuten können.

Sie wissen, daß sich Anteile Ihrer Vergangenheit in Schmerzen ausdrücken können. Das wenigste, was Sie also tun sollten, ist, in der Gegenwart unnötigen Kummer zu vermeiden.

Wenn Sie schon leiden, warum wollen Sie das Schicksal herausfordern, indem Sie eine Situation hinnehmen, von der Sie wissen, daß Sie sich darin schlechter fühlen? Wenn Sie nicht genau verstehen, was ich damit sagen will, lesen Sie noch einmal den Abschnitt, wo es darum geht, eine Rangfolge der wichtigsten Dinge aufzustellen, um Ihnen ein glücklicheres Leben zu verschaffen.

Sie verlängern die Schmerzen, wenn Sie ihnen ausweichen, verkrampfen Ihren Körper in Erwartung des Schmerzes, und wenn er auftritt, versuchen Sie, von ihm wegzukommen wie ein Fisch von der Angel. Ihre Gedanken sind voll von verzweifelter Abwehr (»ich halte es nicht aus!«). Sie schlucken Schmerztabletten und entschließen sich vielleicht sogar zu einer schmerzlindernden Operation.

Diese Versuche sind kurzfristig gewöhnlich erfolgreich, und für diesen Fall empfehle ich sie gern. Es gibt wenige Dinge in der medizinischen Praxis, die so erfreulich sind wie die Verabreichung einer Morphium–Spritze bei jemandem, der vor Gallenschmerzen schreit, um dann Zeuge zu sein, wie sich sein verzerrtes Gesicht in einem Lächeln löst.

Wenn Schmerzen aber zum chronischen Begleiter werden, haben kurzfristige Lösungen die entgegengesetzte Wirkung.

Verdrängung treibt den Schmerz auf die Spitze. Wenn Sie zu sich sagen: »Ich weigere mich, diese Schmerzen zur Kenntnis zu nehmen«, verlängern Sie sie in diesem Moment. Machen Sie folgenden Versuch: Weigern Sie sich, an einen roten Elefanten zu denken. Merken Sie, was ich meine?

Chronischer Gebrauch von Schmerzmitteln vermindert Ihre Fähigkeit, Ihre körpereigenen schmerzdämpfenden Stoffe (Endorphine) freizusetzen. Das heißt, Sie werden immer mehr Medikamente brauchen, während Sie immer weniger in der Lage sind, den Schmerz auf natürliche Weise zu kontrollieren. Außerdem wird Ihnen schlecht, wenn Sie mit der Einnahme der Tabletten aufhören. Wir nennen dies eine Sucht. Und eine schmerzorientierte Operation ist gewöhnlich ein Scheinerfolg, wie Ihr Chirurg zugeben wird.

Wenn also die gewohnte Haltung gegenüber Ihren chronischen Schmerzen nicht hilft, versuchen Sie, das Entgegengesetzte zu tun: Richten Sie Ihre Aufmerksamkeit auf die Schmerzen, wie in der Übung, die ich gleich beschreiben werde. Bemerken Sie, daß ich nicht gesagt habe: Richten Sie Ihre Aufmerksamkeit auf Ihr Schmerzempfinden. Wenn Sie die Schmerzen als solche voll annehmen, ohne daß Sie Ihre Gefühle dabei miteinbeziehen, werden Sie wie die Mütter und Langläufer feststellen, daß Schmerzen nicht notwendigerweise wehtun müssen.

Sie können einen gewissen Grad von Schmerzen kontrollieren. Wenn Sie um sich schauen, werden Sie feststellen, daß jeder Mensch seine eigene *Schmerzschwelle* hat. Darunter versteht man das Ausmaß von Schmerzen, die er erträgt, bevor er um Hilfe bittet. Auch Sie haben Ihre eigene Schmerzschwelle, und aus früheren Erfahrungen werden Sie wissen, daß sie sich von Zeit zu Zeit ändert. Da Sie bereits bis zu einem gewissen Grad Ihre Schmerzen kontrolliert haben, selbst wenn Sie das nicht geplant hatten, sollten Sie es für an der Zeit halten, eine bewußte Fähigkeit daraus zu machen.

Bemühen Sie sich um ein Ziel, das Sie erreichen können. Es soll zwischen dem, was Sie bereits tun, und einer äußersten Grenze liegen. Benutzen Sie die folgende Übung – eine Erweiterung derjenigen am Ende von Kapitel zwei –, um Ihre gegenwärtigen Möglichkeiten auszuweiten. Je geübter Sie darin werden, Ihre Schmerzen mit dem Willen zu kontrollieren, um so mehr können Sie auf die medizinische Schmerzbekämpfung verzichten.

— *Übung: Schmerzkontrolle*

1. Sorgen Sie für zwanzig Minuten des Alleinseins. Liegen Sie bequem. Beruhigen Sie Ihre Gedanken. Entspannen Sie so tief, wie Sie es früher in diesem Kapitel gelernt haben.

2. Wenn Sie ganz tief entspannt sind, richten Sie Ihre Aufmerksamkeit auf den Körperbereich, in dem Ihre Schmerzen auftreten. Fangen Sie an, sie lediglich als etwas Neues zu betrachten und nicht eigentlich als »Schmerzen«. Nutzen Sie die Einatmung, um in die Gegend »hineinzuatmen«, und die Ausatmung, um alle Aufmerksamkeit preiszugeben, die sich auf andere Dinge richtet.

3. Wenn Sie »das Neue« Ihrer Schmerzen wahrnehmen, gehen Sie respektvoll und freundlich damit um. Gehen Sie nicht sofort in das Zentrum Ihrer bildlichen Vorstellung. Nähern Sie sich ihm spiralenförmig von außen.

4. Wie bei der Übung in Kapitel zwei fangen Sie jetzt an, die Erscheinung zu beschreiben, die Sie Schmerz genannt haben. Wie fühlt es sich ein wenig an? Wie fühlt es sich mehr an? Gehen Sie darauf zu, wie es sich genau anfühlt. Erinnern Sie sich: Sie übersetzen ein Gefühl, so genau Sie können, in ein Bild. Und da das Gefühl unangenehm ist, finden Sie genau diesen Punkt im Bild!

Fast jeden Freitag bekam Helen bei der Arbeit schwere Kopfschmerzen. Schmerzmittel wollte sie nicht nehmen, und eine Reihe von Therapien brachte wenig Erfolg. Sie probierte es mit dieser Übung einer bildlichen Vorstellung. Nachdem sie sich tief entspannt hatte, vergingen Helens Kopfschmerzen fast vollständig. Es blieben gerade genug, um damit zu arbeiten. Sie verglich das Gefühl, das sie dabei hatte, mit einer Klammer um ihren Kopf. Sie verfeinerte das Bild zu einem Schraubstock, der ihre Schläfen zusammendrückte. Es war ihr klar, daß der Druck ihre Kopfschmerzen darstellte.

5. Verändern Sie jeden unangenehmen Teil des Schmerzbildes, bis Ihnen das Ergebnis *ideal* erscheint. Sie werden bei dieser Arbeit nur von Ihrer Vorstellungskraft eingeschränkt. Die Veränderung Ihres Bildes wird fast immer den Schmerz deutlich und schnell abschwächen. Wenn Sie ein Idealbild gefunden haben, beleuchten Sie es hell, so daß es zu einer wirkungsvollen Erinnerung wird.

Vor ihrem geistigen Auge benutzte Helen ihre eigene Hand, um den Schraubstock zu öffnen. Das funktionierte nicht. Sie versuchte, den Schraubstock in ein weiches, kühles Handtuch zu verwandeln, aber das machte er nicht mit. Schließlich kam ihr die Idee, der Schraubstock könnte zerbrechlich sein. Also schlug sie einfach mit der Faust dagegen, und er öffnete sich tatsächlich.

Als er abfiel, schaute sie sich ihre Schläfen genau an. Sie sahen blaß und zusammengedrückt aus, also »atmete« sie etwas rosige Farbe dorthin. Dann trat sie zurück, um den ganzen Kopf zu betrachten. Sie sah glücklich, gesund und strahlend aus. Sie war sich ganz sicher, daß sie dieses Bild nicht vergessen würde.

6. Lassen Sie das Bild los. Lassen Sie es verschwinden. Kehren Sie mit voller Aufmerksamkeit zu Ihrem Atem zurück, während Sie im ganzen Körper das Gefühl tiefer Entspannung empfinden. Lassen Sie die Augen sich öffnen. Setzen Sie sich langsam auf, und kehren Sie zu Ihrem Alltagsbewußtsein zurück.

7. Tragen Sie die ganze Geschichte in Ihr Krankheitstagebuch ein, und fügen Sie eine *Erklärung* des Vorgangs hinzu. Lassen Sie, wenn Sie wollen, Ihren Partner oder enge Freunde ebenfalls ihre Meinung dazu sagen.

Helen schrieb: »Eine Klammer um meinen Kopf wurde zum Schraubstock an meinen Schläfen. Ich versuchte, ihn mit der Hand zu öffnen, schaffte es aber nicht. Dann bemühte ich mich, ihn in ein weiches Handtuch zu verwandeln, aber auch das gelang nicht. Schließlich brach ich ihn ab, so daß mein Kopf wieder in Ordnung aussah.

Was bedeutet dieses Bild? Es ist schwer zu vergessen, was ich mit David für Schwierigkeiten habe. Meine Familie ist dagegen, daß wir zusammenleben, und wir kommen auch sonst nicht gut miteinander aus. Sie halten stark am Hergebrachten fest. Sie sagen, vorehelicher Sex sei Sünde. Und sie sehen es nicht gern, daß ich mit jemandem gehe, der nicht meine Religion hat. David ist strenggläubiger Jude. Ist es das, weswegen meine Schläfen am Freitag so schmerzen? Geben mir meine Kopfschmerzen ein Zeichen, ›Schluß zu machen‹? Ich muß mit David darüber reden.«

Für den Fall, daß Sie es vergessen – ... Sie müssen nicht alles in diesem Kapitel auswendig lernen. Als Wichtigstes sollten Sie behalten, daß diese Fähigkeiten alle ein gemeinsames Zentrum haben: Ihre Aufmerksamkeit. Das Einüben tiefer Entspannung ist ein ausgezeichneter Weg, Ihre Konzentration zu entwickeln. Dabei gilt: Wenn Sie alle Aufmerksamkeit auf den Ablauf Ihres Atems richten, bleibt keine übrig für Ablenkungen wie Schmerz, Streß oder andere Formen der Bedrängnis, die wir Leiden nennen. Wenn Sie also mit anderen Möglichkeiten nicht so leicht zurechtkommen, konzentrieren Sie sich auf tiefe Entspannung.

Ihr Leiden im Übergang

Übergang

Eines kann man mit Sicherheit über Ihre Krankheit aussagen: Die Dinge werden sich verändern. Die Krankheit wird besser oder schlechter, und inzwischen wird Ihr Leben mit all seinem Wechsel weitergehen, bis Sie schließlich sterben. Jede Veränderung wird außerdem die Menschen in Ihrem Umfeld betreffen. Ich möchte dieses letzte Kapitel dazu benutzen, freundliche Übergänge zu unterstützen und einen Weg aufzuzeigen, der sich darum bemüht, Leiden zu verhüten.

Fortschreitende Krankheit

Denken Sie über folgendes nach: In dem Bemühen, einen plötzlichen Tod zu verhindern, wird jeder fortschreitend kränker. Am unangenehmsten bei dieser Aussicht ist – wie immer – nicht die Situation selbst, sondern die Angst davor, und das ist etwas, womit Sie sich auseinandersetzen können.

Plötzliche Katastrophen wie der Verlust von Gliedmaßen bei einem Unfall, der Verlust geistiger Fähigkeiten oder der Tod von Angehörigen können Störungen hervorrufen, die Jahre brauchen, um sich davon zu erholen, wenn das überhaupt gelingt. Wenn aber Verluste über lange Zeiträume hin entstehen – wie das bei chronischer Krankheit der Fall ist –, können sie eher ertragen werden. Ich habe z. B. erlebt, daß Leute, die zu würgen anfingen bei dem Gedanken, von anderen abhängig zu werden, diese Abhängigkeit jedoch friedlich annehmen, wenn es ganz allmählich dazu kommt.

Hier sind einige Möglichkeiten, wie Sie sich der langsamen Entwicklung Ihrer chronischen Krankheit geschmeidiger anpassen können:

1. Nehmen Sie sich immer nur einen Tag vor. Ich habe diesen Vorsatz von den »Anonymen Alkoholikern« übernommen, weil er funktioniert. Veränderungen, die sich aufeinandertürmen, ohne daß Sie sie zur Kenntnis nehmen, werden nach und nach zu einem bedrohlichen Berg anwachsen, der Sie sehr erschrecken kann. Ein Gewichtsverlust

von zwanzig Pfund wird Ihnen beängstigend vorkommen, wenn Sie sich weigern, öfter als alle zwei Wochen in den Spiegel zu schauen. Wenn Sie dies aber täglich tun, wird Ihnen die Veränderung nicht so gewaltig erscheinen. Darüber hinaus entdecken Sie dabei vielleicht unerwartete Aufschwünge, die Ihnen verborgen geblieben wären, wenn Sie sich geweigert hätten, sich täglich zu betrachten.

Selma, die an Krebs im fortgeschrittenen Stadium litt, hatte ziemlich viel Morphium genommen. Plötzlich hörte sie auf, darum zu bitten. »Ich hatte das nicht erwartet, aber die Schmerzen haben tatsächlich nachgelassen«, sagte sie. »Ich komme damit gut zurecht. Ich möchte lieber geistig klar sein, damit ich fühlen kann, was geschieht, wenn ich sterbe.

Es ist komisch, wie das funktioniert. Ich hatte so Angst, Krebs zu bekommen, und dann bekam ich ihn und lernte, damit zu leben. Danach hatte ich Angst, behindert zu sein. Aber der Krebs entwickelte sich nur ganz langsam, und hier bin ich nun, so behindert, wie man nur sein kann, und ich komme gut zurecht. Ich glaube, ich habe gelernt, mit allem fertig zu werden, was mir begegnet. Es gibt nichts mehr, was ich fürchten müßte, also will ich mich einfach zurücklegen und zusehen.«

2. Schreiben Sie täglich in Ihr Krankheitsbuch, wenn Sie können; schreiben Sie, wie Sie sich heute fühlen und wie Sie den Fortschritt Ihrer Krankheit empfinden. Teilen Sie Erkenntnisse aus Ihrem Tagebuch auch den Menschen um Sie herum mit, so daß auch sie auf dem laufenden sind.

3. Tun Sie, was Sie können. Nutzen Sie alle Ihre Fähigkeiten – wie eingeschränkt sie auch sein mögen –, Tag für Tag, wenn nötig Stunde für Stunde. Schließlich leben Sie immer noch Ihr Leben.

Jakes neurologische Krankheit war bis zu einem Punkt fortgeschritten, wo er es schwer fand, aus dem Bett zu kommen. Gelegentlich brauchte er ein Atemgerät.

»Wenn es nicht diesen einen Schritt vorwärts zwischen den beiden Rückwärtsschritten gäbe, würde ich, glaube ich, aufgeben«, sagte er. »Ich habe gelernt, es zu genießen, wenn ich ein paar Minuten ohne Hilfe gehen konnte, und jetzt freue ich mich über ein

paar Minuten gehen mit meinem Gehgerät. Ich vermute, bald werde ich mich darauf freuen, ohne Gerät zu atmen. Während meiner gesamten Krankheit war es wichtig für mich, etwas von mir zu fordern, und ich finde fast immer eine kleine Kraftreserve, die ich nicht erwartet hatte.«

4. Besprechen Sie alle denkbaren medizinischen Eingriffe ganz genau mit Ihrem Arzt. Sorgen Sie dafür, daß es so wenig wie möglich unangenehme Überraschungen gibt. Denkt Ihr Arzt über künstliche Ernährung nach? Ein Beatmungsgerät? Organaustausch? Wollen Sie, daß Ihr Leben künstlich verlängert wird, wenn Sie ins Koma fallen? Möchten Sie, daß Ihr Name in eine Organspenderliste aufgenommen wird? Möchten Sie, daß ein Wiederbelebungsversuch gemacht wird, wenn Sie sterben – wenn Herzschlag und Atmung aufhören –, oder nicht? Fragen Sie, was Ihr Arzt tun wird, falls Dokumente, die Sie darüber ausgestellt haben, vom Gericht nicht als rechtsgültig anerkannt werden.

5. Besprechen Sie parallel auch alle diese Fragen mit Ihrem Rechtsanwalt. Setzen Sie zwei unbedingt notwendige Dokumente auf: einen Letzten Willen und eine unbegrenzt gültige Vollmacht für alle Entscheidungen, die mit Ihrer Krankheit zusammenhängen.

Wenn Sie nicht angeben, was mit Ihrem Besitz geschehen soll, wird ein Gericht es schließlich festlegen, was sich jahrelang hinziehen kann. Ein gültiges Testament ist für jedermanns Seelenfrieden nötig.

Eine unbegrenzt gültige Vollmacht in Fragen Ihrer Krankheit erlaubt es jemandem, dem Sie vertrauen, verbindliche Entscheidungen für Sie zu treffen, wenn Sie das selbst nicht mehr können. Nehmen Sie z. B. an, Sie lägen im Koma, oder Ihr Gehirn würde nicht mehr arbeiten. Sie haben vielleicht für sich entschieden, künstliche Lebensverlängerung abzulehnen, aber da Sie zu dem betreffenden Zeitpunkt sich nicht verständlich machen können, wären Sie auch nicht in der Lage, Ihre Wünsche auszudrücken. Dieses Dokument, das Sie mit Hilfe eines Rechtsanwaltes aufsetzen sollten, erlaubt der Person, die Sie auswählen, Entscheidungen für Sie zu treffen. Geben Sie Ihrem Arzt sowie Ihrem Krankenhaus eine Kopie davon zum Verbleib bei Ihren Unterlagen.

Eldon, der schon lange krebskrank war, fiel in tiefe Bewußtlosigkeit. Das medizinische Personal des Krankenhauses schloß ihn an die Apparaturen an, wie die Vorschriften es verlangten. Ein Sozialfürsorger nahm Kontakt mit Marge, der nächsten Angehörigen, auf. Sie war Eldons Frau, ihm aber seit längerem entfremdet, so daß sie in einer nahegelegenen Stadt lebte.

Marge war wütend, daß Eldon künstlich am Leben erhalten wurde. »Er haßte Apparaturen wie diese sein Leben lang. So wollte er nicht sterben«, hielt sie dem Sozialfürsorger vor.

Dieser erklärte ihr geduldig, daß solche lebenserhaltenden Maßnahmen den Richtlinien des Krankenhauses entsprächen. Zwei Stunden später erschien Marge an Eldons Bett und zeigte eine gültige, drei Jahre alte, notariell beglaubigte Willenserklärung vor, die ihr das Recht gab, Entscheidungen für ihn zu treffen. »Bitte lassen Sie ihn sterben«, ordnete sie an, und man folgte ihren Wünschen.

Heilung

Wie ich an früherer Stelle ausgeführt habe, können Sie Heilung unabhängig vom Verlauf Ihrer Krankheit finden. Heilung bedeutet, daß Sie in mancher Hinsicht ein anderer Mensch werden. Aber niemand verändert sich ins Leere hinein. Die verschiedenen Auswirkungen Ihres Leidens beeinflussen auch die Gewohnheiten und Gefühle der Menschen um Sie herum.

Ich habe die sozialen Verästelungen des Leidens in Kapitel vier untersucht, die Diskussion über die Auswirkungen Ihrer Heilung auf andere aber bis jetzt verschoben.

Ob Sie es glauben oder nicht, Ihre Heilung wird möglicherweise nicht mit Jubel begrüßt. Angenommen, die Menschen in Ihrer Nähe haben sich mit großer Mühe bereits auf Ihre chronische Krankheit oder sogar Ihren Tod eingestellt. In der neuen seelischen Lage, in der sie sich Ihnen gegenüber befinden, erwarten sie vielleicht, daß Sie sich auf eine ganz bestimmte Weise verhalten. Stellen Sie sich vor, wie selbst eine geringfügige Besserung auf andere wirken wird, gleichgültig, ob sie körperlich bedingt ist oder Ihrer veränderten Einstellung entspricht. Sie erscheinen vielleicht plötzlich fremd und damit bedrohlich. Ihre Besserung schleudert die anderen möglicherweise erneut in einen gefühlsmäßigen Aufruhr.

Wenn dies geschieht, haben Sie drei Möglichkeiten: Sie können Ihre Veränderungen zurücknehmen, um die Ängste der Sie umgebenden Personen zu beruhigen. Sie können sich entschließen, vorzupreschen und die anderen hinter sich zu lassen. Oder Sie geben sich größte Mühe, Ihre Umgebung an diesem Prozeß zu beteiligen.

Anna hatte mit sechzehn Jahren Kinderlähmung, seitdem ist sie querschnittsgelähmt. Heute ist sie in den Vierzigern, verheiratet und hat zwei Kinder im Teenageralter. »Vor fünf Jahren träumte ich, daß ich keinen Rollstuhl mehr brauchte«, erinnert sich Anna. »Ich konnte gehen, während ein riesiger Vogel sich über mir emporschwang. Am nächsten Tag stellte mich eine Freundin einem Geistheiler namens Jim vor, der das Bild eines Adlers auf seiner Visitenkarte hatte.

Ich ließ mich von ihm behandeln und konnte bei der dritten Behandlung tatsächlich gehen! Das sah natürlich nicht gerade sehr graziös aus, und ich brauchte auch zwei Krücken dazu, aber ich ging.

Als ich meiner Familie zeigte, daß ich laufen konnte, waren alle entsetzt. ›Setz dich hin, Mama! Du wirst fallen und dich verletzen!‹ erklärten meine Kinder. Mein Mann meinte: ›Aber wir sind doch so daran gewöhnt, dich im Rollstuhl zu haben.‹ Das einfachste, was ich tun konnte, war, in meinen Rollstuhl zurückzugehen, und da bin ich geblieben.«

»Ich weiß nicht, was über Laura gekommen ist«, sagt George. »Seit dieser Krebsoperation faucht sie mich nur noch an. Gehört das zur Krankheit?«

»George scheint nicht verstehen zu können, daß ich mich verändert habe«, erklärt Laura dazu. »Er sieht es einfach nicht. Aber meine Zeit ist jetzt viel wichtiger für mich geworden, und ich bin nicht bereit, all den alten Unsinn weiter hinzunehmen.«

Es ist immer schön, diejenigen, die man liebt, auf den Weg zu bringen. Wenn Sie selbst davon profitieren, was Sie gelernt haben, warum sollten die anderen es nicht auch? Hier sind einige Vorschläge, wie man sie teilhaben lassen kann:

1. Halten Sie Ihre Umgebung *informiert*. Verbergen Sie die Einzelheiten Ihres Heilungsprozesses nicht vor den anderen, und werden Sie sich auch selber darüber klar. Befragen Sie täglich Ihr Krankheitstagebuch, damit Sie verstehen, was sich in Ihren Empfindungen verändert. Möglicherweise erleben Sie im Augenblick schnellere Veränderungen als zu jedem anderen Zeitpunkt Ihres Lebens. Bemühen Sie sich also, diesen Vorgang offenzulegen; manchmal werden Sie Ihre Verwandlung nur begreifen, wenn Sie die Situation in Worte gefaßt haben.

2. Überlegen Sie, wie Sie *umsetzen* können, was Sie gelernt haben. Wenn Sie nicht danach handeln, haben Sie in Wahrheit nichts begriffen. Die Menschen Ihrer Umgebung werden mit Sicherheit feststellen, daß Heilung auf eine kaum spürbare Weise direkt übertragbar ist. Sie können ihren eigenen Weg durch dieses Leben schon dadurch erleichtern, daß sie Ihrem Beispiel folgen.

3. Fühlen Sie sich *nicht schuldig*, weil Sie sich verändern. Sie tun das ja nicht, um den anderen das Leben schwerzumachen. Bedenken Sie statt dessen, daß Sie anderen etwas Gutes tun, wenn Sie ihnen zeigen, wie man die Dinge, die auf einen zukommen, bejaht und annimmt.

Das Sterben

Da beim Tod Anfang und Ende nicht leicht festzulegen sind, ist das Wort »Sterben« nur mit Vorbehalt anwendbar. Es gibt jedoch häufig Anzeichen eines bevorstehenden Todes. Kranke in der Endphase werden schwächer. Ihr Bewußtsein fällt ab oder schwindet ganz. Die notwendigen Lebenserscheinungen – Puls, Atmung, Blutdruck – werden schwach und unregelmäßig. Aber diese Signale treten erst ziemlich kurz vor dem Tod in Erscheinung. Was sollen wir von den Wochen und Monaten sagen, die ihm vorausgehen?

Bis Sie sterben, sind Sie unleugbar am Leben. Unabhängig vom Erscheinungsbild Ihrer Krankheit macht sich Ihre Persönlichkeit bemerkbar. Sie essen, schlafen und verhalten sich auf Ihre Art, und dies ist im Augenblick Ihr Leben. Ziehen Sie sich nicht von Ihrer Umgebung zurück, weil Sie erkennen, daß Sie sterben. Der Vorgang des Sterbens erfordert von Ihrer Seite keine Entscheidungen.

»Ich habe jetzt vier Herzanfälle hinter mir«, sagt die siebzigjährige Barbara. »Jedesmal hat mich der Doktor gerettet, aber es stirbt dabei wieder ein kleines Stück meines Herzens. Jetzt bewältigt es nicht mehr alles Blut, das zum Herzen fließt, also sind meine Beine geschwollen, und ich habe Wasser in der Lunge. Ich muß im Sitzen schlafen, sonst kann ich nicht atmen. Die Ärzte haben mir ziemlich deutlich gesagt, daß ich am Sterben bin.

Ich mache also kaum noch Pläne, aber zumindest sitze ich nicht herum und warte auf den Tod. Mein Sohn hat mir mein Handarbeitsmaterial herausgesucht, und nun stelle ich alle die alten Stücke fertig, von denen ich immer gesagt habe, daß ich es eines Tages tun würde. Es gibt wirklich nichts, was ich lieber täte.«

Leben als Übergang

Übergänge wie Krankheit und Tod – und manchmal auch Gesundheit – können sehr ungelegen kommen. Wir wünschen uns unser Leben wie eine gutgepflasterte Straße mit deutlich beschilderten Stationen von Anfang, Mitte und Ende. Zickzackwege und Rückwärtsgang, die die Wirklichkeit ausmachen, empfinden wir anfangs als ungerechtfertigte Einmischung in unser Dasein.

Das Leben besteht aus Kurven, Umwegen und Sackgassen. Es ist ganz und gar aus Übergängen zusammengesetzt, und Krankheit ist nur ein Beispiel dafür. Von der Wiege bis zum Grabe stellt es eine Folge von Veränderungen dar.

Sie können Krankheit als etwas betrachten, das mit dem Leben nichts zu tun hat; oder aber Sie ordnen ihr mehr Bedeutung zu als dem normalen Leben. Beides wird die Krankheit so aufblähen, daß Sie nicht mehr damit zurechtkommen.

Fangen Sie also an, alles als Übergang zu sehen, denn das ist der Zustand der Dinge, den Sie nicht ändern können. Ob es Ihnen gefällt oder nicht, wir sind Bürger auf Zeit, und Zeit bedeutet Veränderung.

Verständlicherweise tun wir aber alles, um die *Täuschung* aufrechtzuerhalten, alles auf dieser Welt dauere ewig. Diese Täuschung ist sogar ein Bestandteil unserer Kultur. Ohne sie würden wir unsere geistige Heimat und das Miteinander von uns Menschen nicht richtig wahrnehmen. Das, was wir mit unseren Worten aussagen, wäre nur von Tag zu Tag gültig. Wir brauchen Sicherheit, um leben zu können. Also handeln wir, als ob die Zeit und das, was in ihr geschieht, stehenbliebe. Aber das ist ein Irrtum, sie fließt ruhig und gleichmäßig dahin.

Sie selber sind der *Inbegriff von Veränderung*. Stellen Sie sich vor, Sie würden das gesamte Leben eines Menschen mit einer Zeitrafferkamera fotografieren und in eine Minute pressen. Sie sehen die Vereinigung von Eizelle und Samen, einen wachsenden Fötus, das Kleinkind, den Jugendlichen, den Erwachsenen, eine langsame Schrumpfung zum Alter und schließlich den Zerfall. Wenn dies ein Film Ihres Lebens wäre und Sie diesem Bild einen Rahmen geben müßten, der Ihr Wesen zusammenfaßt, wie müßte er aussehen?

Sie streifen ununterbrochen Zellen der Haut und der inneren Organe ab und ersetzen sie durch neue. Sie sind ein ganz spezielles Zell-Labor, das Tag und Nacht arbeitet, um bestehendes Knochengewebe mit dem Körper aufzusaugen und neues zu bilden. Sie haben keine der roten Blutkörperchen mehr, die Sie vor vier Monaten noch hatten. Die heutigen neurochemischen Stoffe sind der Urin von morgen. Man sagt, daß ihre Zellen sich ungefähr alle sieben Jahre vollständig erneuern.

Und trotzdem behalten Sie das, was Ihr innerstes Wesen ausmacht, genau wie ich. Dieses Gefühl, daß Sie weiterbestehen, ist sehr nützlich für Ihren seelischen Zustand, aber Ihr Körper hat daran keinen Anteil. Sie kommen vielleicht zu einem vernünftigeren Bild von sich selbst, wenn Sie sich als einen Entwicklungsablauf sehen und nicht als eine »Sache«. Nehmen Sie Buckminster Fullers Bemerkung ernst: »Ich scheine ein Verb, also eine Tätigkeitsform zu sein.«

Wenn Sie das tun, wird Krankheit weniger wie ein fürchterliches Unglück aussehen, sondern mehr wie ein natürlicher, wenn auch schwieriger Teil Ihres Lebens. Je williger Sie diesen Übergang annehmen, den wir Krankheit nennen, um so besser werden Sie auch darauf reagieren.

Lernen ohne Krankheit

Bis hierher habe ich Ihnen Mut gemacht, Ihre Krankheit als etwas anzusehen, das eine bestimmte Bedeutung hat. Wenn Sie den vorausgegangenen Leitgedanken sinnvoll angewandt haben, wird Ihnen das vermutlich inzwischen gut gelingen. Sie haben vielleicht jetzt das Gefühl, daß Ihre Krankheit eine lange überfällige Gelegenheit für inneres Wachstum ist. Oder Sie betrachten Ihre Heilung als Vorbereitung auf Ihr Schicksal oder Ihren schließlichen Tod als einen Auftrag, Ihr Leben dem vorgegebenen Ablauf anzupassen.

Das ist gut so! Aber in diesem letzten Kapitel will ich Sie ermuntern, sich in die entgegengesetzte Richtung zu wenden und Krankheit und die daraus entstehenden Folgen als nichts Außergewöhnliches anzusehen.

Ich werte die Bedeutung Ihrer Krankheit nicht ab, sondern bitte Sie im Gegenteil, anderen Ereignissen einen gleichen Stellenwert zu geben. Dies ist ohne weiteres möglich, denn das Gewicht einer Sache wird willkürlich festgelegt. Sie selbst ordnen den Dingen ihren Wert zu, wie Sie es wollen.

Sie werden Ihren Lernvorgang vervollständigen, indem Sie auch andere Ereignisse für wichtig halten, ob sie sich nun ganz allgemein auf Krankheit beziehen oder nicht. Das heißt, Sie müssen nicht erst krank werden, um für sich etwas zu lernen. Lernen, ohne krank zu werden, ist die beste vorbeugende Medizin.

Sie sind von Lernsituationen umgeben, die nur darauf warten, von Ihnen wahrgenommen zu werden. Ich möchte ein ganz einfaches Beispiel anführen: Wenn Sie beim Frühstück Ihren Toast verbrannt haben, müssen Sie sinnvoll darauf reagieren. Dazu brauchen Sie die gleiche innere Haltung, die Ihnen auch dabei hilft, eines Tages ruhig zu sterben. Ein Mißgeschick wie das in Ihrer Küche wird so zu einer wichtigen Gelegenheit, dieses Verhalten zu üben.

Der Schlüssel dazu liegt darin, Ihr Leben zum Abenteuer zu machen. Entwickeln Sie für sich ein System, in dem sich alles verwandelt. Sie sehen das, was Ihnen bisher alltäglich erschien, auf einmal völlig neu als etwas Außergewöhnliches. Hier sind einige Vorschläge dazu:

1. Nehmen Sie weniger Dinge für selbstverständlich. Da Ihre Gedanken ohnehin ständig in Bewegung sind, ermuntern Sie sie gezielt dazu. Sorgen Sie dafür, daß Ihre Beobachtungen in mehr Geschehnissen eine *Bedeutung* finden. Auch wenn Ihnen etwas ganz natürlich, folgerichtig oder zufällig erscheint, sollten Sie sich fragen, ob das tatsächlich der Fall ist.

Ich rate Ihnen, dabei den Verstand zu Hilfe zu nehmen und nicht auf eine geheimnisvolle innere Erleuchtung zu warten. Die Geschichte der Wissenschaft ist im wesentlichen die Suche nach einem gleichbleibenden Muster für das, was geschieht. Und am meisten werden diejenigen Wissenschaftler geehrt, die nach dem Muster der Muster forschen. So sagte Einstein einmal: »Ich möchte die Gedanken Gottes kennen, alles übrige sind dann nur noch Einzelheiten.«

2. Wir wissen eines über das Leben, daß es nämlich nicht mit einer *Gebrauchsanweisung* geliefert wird und man sich dabei auch nicht wie in einer geführten Reisegruppe bewegt. Wenn Sie ein Ereignis beurteilen, ist das ganz allein Ihre Deutung, ein Ausdruck Ihres Denkens. Das heißt, was Sie sehen, hängt im wesentlichen davon ab, wer Sie sind. Mit Entschlossenheit und Klugheit um sich zu schauen, ist eine Möglichkeit, sich selber zu erkennen.

3. Wenn Sie in einer Krankheit einen *Sinn* sehen können, finden Sie ihn überall – und handeln entsprechend. Es ist besser, sich heute an kleinen Dingen zu freuen, als die noch unbekannten Schicksalsschläge von morgen zu fürchten.

Theodore war überzeugt, daß seine chronischen Kopfschmerzen mit seiner Führungsposition zusammenhingen. »Ich hatte immer das Gefühl, niemals genug getan zu haben«, sagte er. »Meine Berichte für meinen Chef hielt ich für unzureichend, obwohl sie sehr geschätzt wurden. Außerdem glaubte ich ständig, meine Untergebenen zu enttäuschen.

Aber auch zu Hause fühlte ich mich immer schuldig. Ich half fast nie bei den Hausarbeiten, war nicht genug für die Kinder da, spendete zu wenig für wohltätige Zwecke und solche Sachen.

Eines Tages fand ich hinter dem Haus eines der Plüschtiere der Kinder. Es war klatschnaß und fast aufgelöst. Mein erster Ge-

danke war, daß ich irgendwie Schuld daran hatte, daß das Spielzeug verdorben war – so als ob ich es früher hätte finden oder die Kinder besser hätte erziehen sollen.

Aber plötzlich sah das Stofftier wie etwas anderes aus, und dieses andere – das spürte ich – war mein durchgeweichter Verstand. Mir wurde auf einmal klar, daß es typisch für mich war, für alles, was in meinem Leben geschah, Schuldgefühle zu entwickeln. Das bezog sich gleichermaßen auf gute, schlechte oder gleichgültige Dinge.

Ich sprach darüber mit meiner Frau und einem Freund, und beide bestätigten es. Sie erklärten mir sogar, daß sie mir das wiederholt gesagt hätten, aber ich war bisher nicht in der Lage gewesen, es wirklich aufzunehmen.

Wenn ich mich heute schuldig fühle, stelle ich mich selbst zur Rede: ›Ist da wieder dieses Stofftier?‹ Übrigens sind meine Kopfschmerzen fast völlig verschwunden.«

4. Stellen Sie sich dem *Abenteuer*. Ohne Abenteuer werden Sie die schlimme Angewohnheit entwickeln, lieber im Augenblick etwas Unangenehmes zu ertragen, als etwas Neues auszuprobieren und sich damit einer ungewissen Zukunft auszuliefern.

Das Abenteuer muß nicht darin bestehen, in der Karibik zu kreuzen oder in einem Faß einen Wasserfall herunterzustürzen. Jedes Ereignis kann anregen, je nach Ihrer Einstellung. Alles sprüht vor neuen Möglichkeiten, wenn man es mit anderen Augen betrachtet.

5. Stellen Sie Versuche mit Ihrer *Persönlichkeit* an. Sie sind nur so unbeweglich, weil Sie es selber glauben. Es ist allerdings schwierig, zu Hause ein neues Verhalten auszuprobieren, da Ihre Familie von Ihnen die alten Gewohnheiten erwartet. Versuchen Sie also zunächst, irgendwohin zu gehen, wo niemand Sie kennt und also auch keine Erwartungen an Sie hat.

»*Solange meine Arthritis (Gelenkentzündung) ohnehin schmerzte, überlegte ich mir, konnte ich die Schmerzen genausogut in angenehmerer Umgebung haben*«, sagte Doris. »*Ich fuhr also im Bus zu einem Naturpark mit heißen Quellen, von dem ich gehört hatte.*

Am ersten Tag weichte ich mich regelrecht in heißem Wasser ein und am nächsten Tag in heißem Schlamm. Die ganze Zeit war ich von anderen arthritischen Witwen umgeben, die über ihre Arthritis jammerten. Ich dachte bei mir selbst: Niemand kennt mich hier, ich werde eine andere Doris ausprobieren und sehen, wie sie sich anfühlt. Also beschloß ich, drei Tage lang nicht zu klagen: kein einziges Jammern, keine Grimassen, kein Schmerzenslaut.

Ich traf einige sehr nette Leute. Da ich nicht jammerte, nicht einmal über meine Arthritis sprach, nahmen sie alle an, ich hätte ein großes medizinisches Geheimnis und fingen an, mich nach Gesundheitstips zu fragen. Als ich danach heimkam, fühlte ich mich großartig!«

Wenn Sie mit diesem Versuch auswärts Erfolg haben, sollten Sie ihn zu Hause weiterführen.

6. Stellen Sie immer wieder von neuem fest, was *wirklich wichtig ist*. Bleiben Merkmale Ihres Lebens, die Sie gestern für wichtig hielten, auch heute genauso wichtig? Ein frischer Blick darauf enthüllt Ihnen vielleicht, daß Sie viel zu viel Energie auf Unwichtigkeiten verschwendet haben, während Sie Dinge, die mehr Aufmerksamkeit verdienten, unbeachtet ließen.

»Vor Lindas Krankheit führten wir ein ziemlich gleichförmiges Leben«, erzählt ihr Mann Byron. »Es bestand aus Arbeit, Besorgungen, Essen, Schularbeiten der Kinder usw. Als sie krank wurde, hielten wir die gleichen Gewohnheiten bei. Möglicherweise half uns das eine Zeitlang, nicht den Verstand zu verlieren. Aber es gelang uns nicht, einfach so weiterzuleben, als ob nichts wäre.

Linda wurde schwächer, ich immer erschöpfter, so daß wir der Wahrheit ins Gesicht sehen mußten. Ich vermute, das war die Zeit des ›Nichtwahrhabenwollens‹, wie die Leute das nennen. Sie wollen wissen, ob das unser Verhalten veränderte? Darauf können Sie sich verlassen! Es ist uns klar geworden, daß es das Wichtigste ist, einander liebzuhaben und gegenseitig für sich zu sorgen. Die ganzen alltäglichen Angelegenheiten bedeuten nichts im Vergleich dazu.«

Das seelische Ausmaß des Übergangs

Ich sage voraus, daß die neunziger Jahre das Jahrzehnt sein werden, in dem unsere seelische Natur aus ihrem Versteck hervorkommt. Einige Leute verbinden diese Seite des Menschen mit schlechten Erinnerungen an die religiöse Erziehung ihrer Kindheit. Andere betrachten sie als unzeitgemäß in unserer modernen, verwissenschaftlichen Welt oder haben hauptsächlich von Leuten darüber gehört, die etwas wirklichkeitsfremd sind.

Aber richtig verstanden, ist das Geistig–Seelische in uns für den Heilungsvorgang genauso wichtig, wie es die Flügel für den Vogel sind. Ich möchte Ihnen diesen Begriff so beschreiben, daß er selbst für hartgesottene Wissenschaftler brauchbar und für alle Religionen annehmbar ist.

Ihre geistig–seelische Veranlagung hilft Ihnen, die Vorstellung, die Sie von sich selbst haben, auszuweiten.

Mit einem wie großen Bild von sich selbst können Sie leben? Bestimmen nur einige wenige ausgewählte Grundlagen Ihr Handeln, wie z. B. Ihr Geschlecht, Ihr Alter und Ihr sozialer Standort? Diese eingeengten, begrenzten Vorstellungen sind sicher richtig, genau und nützlich. Denken Sie aber daran, daß »sie« sich abnützen und mit Ihrem Körper sterben. Wenn Sie Ihr Bild von sich selbst nur auf den eben genannten Grundlagen aufbauen, schränken Sie damit die Möglichkeiten Ihrer Heilung ein.

Vielleicht entschließen Sie sich dazu, sich in einem viel weiteren Rahmen zu sehen, indem Sie Ihr Alter, Ihr Geschlecht, Ihre Rasse und Ihre nationale Zugehörigkeit jeweils einer größeren Gruppe zuordnen. Alle diese einzelnen Bestandteile werden dann ausgeweitet zu der Gruppe »Mensch« und Ihre besondere Gattung zum »Wesen auf der Erde«. Und auf einer anderen Existenzebene werden Sie zum »Kind Gottes«, zum »fühlenden Wesen«.

Sie müssen Ihre engere Zuordnung nicht aufgeben, um eine größere schätzen zu können. Sie würden ja auch einen kürzeren Schraubenzieher nicht wegwerfen, bloß weil Sie einen langen gekauft haben. Die Zugehörigkeit zu einer kleineren Gruppe kann Sie genauso beschreiben, und die meisten alltäglichen Handlungen erfordern die Anpassung an einen bestimmten kulturellen Rahmen. Aber weitergehende Bemühungen, wie z. B. die um Heilung, könnten mehr von Ihnen verlangen.

— *Übung: Ihre geistig-seelische Vorstellung von sich*

1. Stellen Sie in Ihrem Krankheitstagebuch eine Liste zusammen, in der Sie zehn Vorstellungen von sich selbst untereinander aufführen, die Ihre Persönlichkeit beschreiben. Machen Sie daneben auf der Seite zwei Abteilungen A und B.

David, der wegen Sichelzellenanämie, einer Blutkrankheit, oft im Krankenhaus war, schrieb wie folgt:

Vorstellungen von mir: A   B

1. Mann
2. Vater
3. Sohn
4. Ehemann
5. Bruder
6. Afro-Amerikaner
7. Baseballspieler
8. Anhänger Jesu
9. Sichelzellenpatient
10. Kaufmann

2. In Abteilung A zeichnen Sie jetzt ein X ein bei jeder Vorstellung von sich, die mit Ihnen stirbt.

David tat das so:

Vorstellungen von mir: A   B

1. Mann   X
2. Vater   X
3. Sohn   X
4. Ehemann   X
5. Bruder   X
6. Afro-Amerikaner   X
7. Baseballspieler   X

8. Anhänger Jesu	X	
9. Sichelzellenpatient	X	
10. Kaufmann	X	

3. Bei der Auswahl Ihrer Persönlichkeitsanteile, die mit Ihnen sterben, gab es wahrscheinlich ein paar, bei denen Sie überlegt haben. Gehen Sie die Liste noch einmal durch, und fügen Sie unter B bei denjenigen ein X ein, von denen Sie glauben, daß sie vielleicht doch auf gewisse Weise Ihren Tod überleben. Erklären Sie das in Ihrem Krankheitstagebuch.

David machte es so:

Vorstellungen von mir:	A	B
1. Mann	X	
2. Vater	X	X
3. Sohn	X	
4. Ehemann	X	X
5. Bruder	X	
6. Afro-Amerikaner	X	
7. Baseballspieler	X	X
8. Anhänger Jesu		X
9. Sichelzellenpatient	X	
10. Kaufmann	X	X

In sein Krankheitstagebuch schrieb David: »Ich vermute, ich war in mancher Hinsicht durchschnittlich, aber hier und da auch über dem Durchschnitt. Die Leute werden sich an mich als einen wirklich guten Ehemann und Vater, einen großartigen Baseballspieler und einen Superkaufmann erinnern. Wenn ich gestorben bin, werden jene Erinnerungen an mich vielleicht stark genug sein, statt meiner weiterzuleben. Und ich weiß, daß ich immer ein Anhänger Jesu sein werde, ob ich nun lebe oder nicht.«

4. Betrachten Sie jetzt die Punkte in Abteilung B. Was ist Besonderes an diesen Vorstellungen, die Sie von sich haben? Was für gute Eigenschaften haben Sie darin eingebracht? Auf welche Weise drücken sie den besten Teil Ihrer Persönlichkeit aus? Woraus schließen Sie, diese könnten Sie irgendwie überleben? David schrieb: »Wenn ich Abteilung B betrachte, wird mir klar, daß es die Dinge waren, die ich gern getan ha-

be, die mich überleben werden. Was mich zu einem guten Vater machte, war das gleiche, was mich einen guten Ehemann, Baseballspieler und Kaufmann sein ließ. Ich tat das alles einfach sehr gern, und ich denke, das hat man gemerkt. Was ich also wirklich zurücklasse – und auch mitnehme –, ist Liebe.«

Übergang in der Medizin

Im Medizinstudium hat man mir beigebracht, daß ein Ganzes genau die Summe seiner Teile ist. In diesen Einzelteilen wurde ich dann sehr gründlich ausgebildet.

Die Menschen sind DNA(Desoxyribonucleinsäure)–programmierte biochemische Vorrichtungen, wurde uns erklärt. Vorstellungskraft ist eine Täuschung, die durch biochemische Vorgänge im Gehirn hervorgerufen wird. Das Leben vollzieht sich ohne besonderen Sinn. Krankheit ist eine Last, die der Kosmos ohne Planung wahllos unschuldigen, passiven Opfern auferlegt. Und medizinische Behandlung besteht darin, aus der Ordnung geratene Moleküle dazu zu bringen, wieder ordnungsgemäß zu arbeiten.

Diese Philosophie hält sich hartnäckig innerhalb der Medizin. Sie ist sehr mächtig, wenn es darum geht, ihr Ziel zu erreichen. Dieses Ziel besteht darin, die reine Wissenschaft zu erneuern, die sich auf die Erforschung der rein körperlichen Ursachen aller Vorgänge des organischen Lebens einengt. Dies ist sowohl für die Patienten als auch für ihre Ärzte ein sehr unbefriedigender Zustand. Ich halte diese traurige Situation nicht für eine medizinische Verschwörung. Die Wirklichkeit ist ernster als das. Wir haben es mit einem Problem zu tun, das die gesamte westliche Kultur prägt.

Deshalb habe ich mich getrennt von der Philosophie, in der ich ausgebildet wurde. Jetzt gehe ich bei meiner Arbeit davon aus, daß das Leben uns eine endlose Folge von Wahlmöglichkeiten bietet; daß alle Vorstellungskraft Wirklichkeit ist und nicht Einbildung; daß die Menschen notwendigerweise in ihre Krankheit miteinbezogen werden; daß Krankheit in Schmerzen verpackte Weisheit ist. Und wenn wir wirklich nur biochemische Vorrichtungen sein sollten, so doch wenigstens solche, die zu großer Kraft und Liebe fähig sind.

Ich stehe mit diesen Gedanken nicht allein. Praktizierende Ärzte und Patienten kommen in Massen zu ähnlichen Schlußfolgerungen. Nach zweihundertfünfzig Jahren befreien wir uns endlich von dem eisernen Griff der industriellen Revolution. Wir gehen mit großen Schritten auf ein Gleichgewicht zwischen Technologie und Menschlichkeit zu. Wir treten in ein Zeitalter ein, das mit Leidenschaft das Geheimnis unseres Menschseins erforscht.

Endlich können wir als Wissenschaftler öffentlich alle die Fragen stellen, die unser Herz bedrängen. Ist ein Ereignis nur absichtslos, zufällig oder nebensächlich? Wo waren Sie, bevor Sie empfangen wurden, und wohin werden Sie gehen, wenn Sie sterben? Kann Ihre Seele außerhalb Ihres Körpers wirksam sein? Worin besteht denn eigentlich die Körper-Geist-Beziehung? Welches sind die persönlichen, nicht meßbaren Ursachen, die Krankheit entstehen lassen und heilen? Können wir Menschen jemals ganz heil werden?

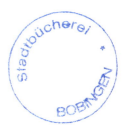

Sachverzeichnis

Akupunktur 90
Angina pectoris 15, 106
Angriffslust 77 f, 98 f
Angst 27, 50, 59, 74 f, 111 f, 118, 133, 147 f, 151
Annahme der Krankheit 50 f, 59–61, 147
Arterienverkalkung 55
Arthritis 15, 18, 26 f, 45, 54, 67, 70, 73, 88, 103, 109, 157 f
Arzt 21, 81–88, 90 f, 93–101, 106, 113, 120, 129, 149
Arzt-Patient-Verhältnis 28 f, 81–88, 96–98
Arztwahl 81–84, 96–98
Asthma 74
Atmung 24, 41, 79, 101, 123, 136–140, 144
Auswirkungen der Krankheit 16 f, 65–77

Behandlungsmethode
– medizinische 28 f, 92, 118
– nichtmedizinische 90–96
Beruhigung der Gedanken 23–25, 79, 136, 143
Bestimmtheit des Auftretens 77 f, 85–90, 98–100, 128–131
Biofeedback 94
Bluthochdruck 135

Chronische Krankheit 15 f, 18 f, 23, 46, 59, 67 f, 72, 74, 76, 113, 135, 141, 147, 150

Depression 16, 27, 50–52, 66 f, 74 f, 133
Depressiv 16, 23, 34, 37, 49, 118
Dialog, innerer 22–25, 42, 135, 138

Ehepartner 65, 67–71, 74, 118, 122
Einstellung, therapeutische 14, 19, 38, 45–52
Emphysem 29
Endorphine 140–142
Entspannung, tiefe 10, 23, 41, 43, 51, 122, 128, 133–136, 143 f

Ernährung 55, 104–108
Erwartungen an den Arzt 82–90

Freunde 17, 48, 67, 75–77, 92

Gebet 23, 106
Gedankengeschwätz s. Dialog, innerer
Gefühlsreaktionen 47–53, 67, 112
Gelassenheit 78, 80
Gelenkentzündung s. Arthritis
Gewohnheiten 22, 65–67, 109, 121
Grundbedürfnisse 104, 129

Handlungsplan 123–127
Heiler 90–92, 101–103, 113, 122
Heilung 18, 36–38, 47, 62 f, 66, 87, 92, 101, 110, 114, 118, 120 f, 128 f, 135, 150, 152, 155, 159 f
Heilungsmethode 46, 62–64, 93 f
Heilungsmethode, alternative 90–96
Helfer s. Unterstützung
Helfer, innerer 101–103
Herzkranzgefäßerkrankung 106
Herzkranzgefäßverengung, chronische s. Angina pectoris
Herzschwäche, chronische 15
Hilfe s. Unterstützung
Hilflosigkeit 18, 37

Kinder 71–74, 122
Körpersprache 45 f
Konfetti-Effekt 46–50
Kontakt, sozialer 119
Krankheitstagebuch 32, 34 f, 43 f, 62–64, 91, 97, 103, 119, 123, 125, 140, 145, 148, 152, 160 f
Krebs 15, 18–21, 26 f, 35 f, 38–41, 47 f, 50 f, 55, 57, 59 f, 63, 67, 70 f, 76, 88, 91, 96, 102, 107, 114–116, 118, 133 f, 148 f, 151

Langzeiterkrankung 15, 16
Lateralsklerose 17, 126

Sachverzeichnis 165

Leben, bewußtes 120–127
Lebensbejahung 16 f
Lebensstil 104–106, 108–110, 120
Leiden
– als Erleiden 26–30, 32 f, 36–38, 40, 45, 50, 60–62, 65, 68 f, 76, 81, 102, 112, 128, 141, 146 f, 150
– als Geschichte 30–36, 40
Lernen durch Krankheit 61
Letzter Wille s. Testament
Leukämie 30 f, 45, 115
Lungenkrankheit 15
Lungenüberblähung s. Emphysem
Lymesche Krankheit 111

Meditation 23, 119, 135
Medizin, alternativ s. Behandlungsmethoden, alternativ
Migräne 26, 28, 73
Multiple Sklerose 117
Muskelschwäche 17

Nichtmediziner (u. a. auch Akupunkteur, Chiropraktiker, Heilpraktiker, Homöopath, Masseur) 90, 93–98, 113

Parkinsonsche Krankheit 15, 67
Patiententestament 149 f
Persönlichkeit, eigene 15 f, 22, 33, 47, 52, 65, 70 f, 87, 95, 105, 108–110, 125, 129, 135, 152, 157, 160 f
Placebo-Effekt 91
Psychotherapeut 61, 74
Psychotherapie 71 f

Rollenspiel 100

Schlaganfall 18, 111
Schmerzkontrolle 10, 128, 140–145
Schmerzschwelle 143
Schüttellähmung s. Parkinsonsche Krankheit
Schuldgefühle 27, 53–57, 156 f
Schuldzuweisung 55–57
Schulmediziner 90 f

Selbstbewußtsein 77 f, 98–100, 125
Selbsthilfegruppe 95, 113–119, 133
Selbstvertrauen 125
Selbstwertgefühl 16, 129, 133
Sichelzellenanämie 160
Statistik 19
Sterben 20 f, 39, 66, 114, 132, 134, 152 f, 163

Tagebuch s. Krankheitstagebuch
Testament 129, 149
Therapie 119, 144
Tuberkulose, der Haut 26, 117

Übungen, praktische 23–25, 40–44, 62–64, 77–80, 96–99, 101–103, 122–127, 130, 132–134, 136–140, 143–146, 160–162
Unsicherheit 77 f
Unterstützung 19 f, 51, 77, 101, 104–127, 130

Veränderungen durch Krankheit 16 f, 19, 27, 76, 109, 151 f, 154, 158
Verantwortung, eigene 58, 128–146
Verhalten, soziales 65, 67–77
Vollmacht 149 f
Vorstellung
– bildhafte 31, 37, 40–44, 62–64, 99, 101–103, 122 f, 144–146
– von sich selbst 159–162

Wahl des behandelnden Therapeuten 90–98
Würde 18, 88–90
Wut s. Zorn

Yoga 94

Zeitverschwendung 132
Ziele
– kurzfristige 123–127
– langfristige 117, 125–127
Zorn 16, 50, 52 f, 66, 74, 77, 133

Bücher zum Thema bei TRIAS

Wesiack, W.
Mut zur Angst
Der kreative Umgang mit
Krankheit und Krisen
69 Seiten
ISBN 3-89373-202-0

Ohm, D.
Psyche, Verhalten und Gesundheit
Innere und äußere Einflüsse auf unsere Gesundheit · Das Erkennen eigener Stärken und Schwächen · Die persönliche Gesundheitsbilanz verbessern
118 Seiten, 13 Abbildungen
ISBN 3-89373-111-3

René Diekstra
Schritte zum Selbst
Die eigene Persönlichkeit verstehen
240 Seiten
ISBN 3-89373-273-X

Lieb, H., Pein, A. von
Der kranke Gesunde
Psychosomatik für Betroffene
Verstehen und Heilen psychosomatischer Erkrankungen
201 Seiten, 87 Abbildungen
ISBN 3-89373-099-0

Breton, S.
Angst als Krankheit
Angstanfälle, Panikattacken, Platzangst
150 Seiten
ISBN 3-89373-178-4

Freudenberg, E.
Der Krebskranke und seine Familie
»Einander verstehen – einander helfen« · Wege aus der Angst
Psychische Hilfe für Patienten, Familienangehörige und Freunde
141 Seiten
ISBN 3-89373-119-9

Diese Bücher sind im Buchhandel erhältlich.
Informationen erhalten Sie bei:

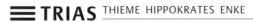

Rüdigerstraße 14, 70469 Stuttgart